Hand-Drawn Atlas of Laparoscopic Surgery

微创外科手绘图解

主　编 钦伦秀

副主编 姚琪远　牟一平　陈进宏　蒿汉坤　贾户亮

编　者（按拼音顺序排列）

　　　　陈　浩　陈进宏　蒿汉坤　何　凯　洪　军　花　荣

　　　　贾户亮　金巍巍　林　晶　陆　录　牟一平　钦伦秀

　　　　邵　杰　孙豪庭　王超群　王　健　王祥宇　王雅平

　　　　杨璐宇　姚琪远　朱文伟

绘　图 洪　军

秘　书 朱文伟

复旦大学出版社

谨以此书致敬中国外科腔镜发展30周年

主编简介

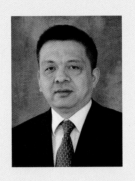

　　钦伦秀，1966年出生。医学博士，教授，博士生导师。复旦大学附属华山医院北院常务副院长，复旦大学附属华山医院普外科主任，复旦大学肿瘤转移研究所所长，国家杰出青年科学基金获得者，"973"首席科学家，教育部长江学者特聘教授，教育部"肝癌转移复发机制与防治策略创新团队"创新团队带头人，国际肝癌协会（ILCA）创始会员，中华医学会外科学分会委员，中国抗癌协会肿瘤转移委员会主任委员，中国抗癌协会肿瘤精准治疗委员会主任委员，上海市医学会肿瘤靶分子专科委员会主任委员，中国研究型医院协会消化外科分会副会长，中华老年医学会肿瘤分会副主任委员，中国临床肿瘤学会（CSCO）理事兼胆道肿瘤专家组副组长。

　　从事肝胆肿瘤外科临床工作30余年，同时针对术后转移复发这一重大临床与科学问题进行系统研究，在肝癌转移理论、分子预测与干预等方面有重要贡献。主持国家"973""863"重大专项等项目。发表SCI收录论文170余篇，其中，通讯/第一作者（含共同）69篇（IF>10分论文10篇），连续3年入选中国高被引学者榜单（hi-index 51）。获专利12项。主编专著2本、主译1本、副主编3本。第一完成人获国家自然科学二等奖1项、省部级一等奖2项、二等奖1项；第五完成人获国家科技进步一等奖1项。曾获上海市科技精英、谈家桢生命科学创新奖、上海市自然科学牡丹奖、上海市"五一劳动奖章"和"上海工匠"等荣誉称号。

序 一

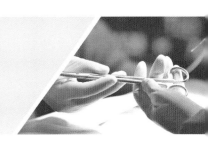

　　"以最小的创伤达到最佳的治疗效果"（即"微创化"）是外科手术一直追求的目标和境界。微创外科技术与理念极大地改变了传统的外科治疗模式。作为微创外科的代表，腔镜外科堪称外科发展史上的里程碑，已经历了30多年的发展历程。近10余年，微创外科飞速发展，手术适应证不断扩大，基本覆盖了外科各个专科，成熟地用于胃肠、肝胆胰、肺、食管、泌尿系和妇科肿瘤，以及腹壁外科、减重外科和器官移植活体供体获取等，微创外科的发展进入一个崭新时代。

　　与传统外科手术相比，腹腔镜手术具有独特的手术视角和入路，且手术步骤明显不同，临床亟须在传统外科手术图谱基础上编撰腹腔镜外科手术图谱。复旦大学附属华山医院外科是我国较早开展腹腔镜外科的单位之一，近年在钦伦秀教授带领下，在肝胆、胃肠、疝与腹壁、代谢减重等外科领域的微创技术形成特色，积累了丰富经验。为了让年轻外科医师更系统地学习和掌握常见腹腔镜外科手术步骤，他们组织相关领域专家，编纂了这本《微创外科手绘图解》。

  这本图解具有"新颖、精练、实用"等特点。首先,这本图解突破常规,首次采用"手绘图"与"术中实景图片"对照的全新方式,从腹腔镜的独特视角,生动直观地讲解常见手术的关键步骤与操作方式。其次,文字精练,看图说话;手绘插图精美,细致入微。再次,主要内容来自多位微创外科领域著名专家的经验与体会,包括肝脏、胰腺、胃、结直肠、疝与腹壁、甲状腺等普外科常见疾病的腹腔镜术式,具有较强的实用性。

  作为一名微创外科的先行者,我认为这是一部不可多得的微创外科手术参考工具书,必将有助于年轻外科医师更好、更快地掌握普外科的常用腹腔镜技术。在此对《微创外科手绘图解》的顺利出版表示祝贺,并向全国外科界的年轻同仁积极推荐!

浙江大学医学院附属邵逸夫医院院长

中华医学会外科学分会副主任委员

2021 年 10 月 18 日

序 二

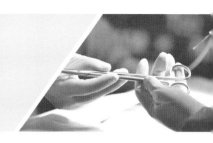

　　看了复旦大学附属华山医院普外科主任钦伦秀教授领衔的、各个亚专科参与编写的微创手术图解后,感到非常惊讶与感动,因为以腹腔镜手术为主要手段的微创外科经过 30 多年的发展,目前已经成为外科手术的主要表现形式。过去由于手术录像清晰度不够,为了更好地进行手术教学及手术复盘需要,弥补手术录像显示不够,所以微创手术开展初期有些手术过程用简图的方式展示,也是为了便于手术的推广。现今的微创手术已经成为主流手术,大部分手术是通过录像或手术转播的形式来进行,对于推广微创手术起了非常大的作用。但随着微创手术的不断发展及精准手术的要求,有些手术过程完全看录像还不能全部展示患者的不同解剖结构及功能重建的整个过程,有时需要标准化的示意图来呈现,使广大的外科医师能够通过图解先了解手术过程,明辨解剖结构,再通过动态的录像或手术直播加深了解。复旦大学附属华山医院普外科是我国最早开展腹腔镜手术的单位之一,随着专科化的发展,微创手术在各个亚专科如肝、胆、胰、脾、胃肠、疝、减重手术中得到广泛开展并取得很好成绩,这本由他们组织编写的《微创外科手绘图解》的出版必将留下浓重的色彩,为我国

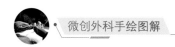

的腹腔镜外科发展带来丰富的素材与营养。本书图片精美,是各位手术医师的呕心沥血之作,值得大家学习与珍藏。

郑民华

中华医学会外科学分会腹腔镜与内镜外科学组组长

上海交通大学医学院附属瑞金医院普外科主任

2021 年 10 月

前　言

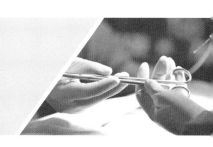

　　随着理念的更新、技术的进步、设备器械的发展,腔镜技术已然成为外科治疗的主旋律,不仅成为绝大多数主流手术的选择之一,甚至成为许多术种的首选方式。其在为患者带来更小创伤和快速康复的同时,也革新了外科手术的理念。

　　腔镜手术相较开放手术而言更讲究解剖层面和手术入路(思路),也更易于通过录像、照片甚至直播的方式推广交流,这使得外科医师有了更便捷的途径学习、进步。但完全依靠照片、视频等影像资料学习和交流也存在弊端。如:此类影像方式视野较为局限,通常只能看到术者操作范围,重局部而轻全局。又如:视频影像本身代入感强,易于引发观者"看人挑担不吃力"的错觉,而待"水到渠成"的事由自己上手时,却发现并非想象的那么容易。这是因为,即使是剪辑后的视频也无法将手术精华完全浓缩,观者往往不能领悟重点,即全面了解术中的各个关键点。相较而言,手工绘制图谱却能体现和总结思路要点,但需要对专业技术有较高理解和呈现能力,且制作需耗费极大精力和时间,在当下较为稀缺。

　　在本书中,我们不遗余力,重新启用了在开放手术时代就有的手绘图谱的方式来解析手术过程,将每一个手术分解为数个到10 余个关键步骤,充分发挥复旦大学附属华山医院外科洪军医师

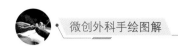
的绘画天赋，将每个步骤逐一制作出手绘图，再配上对应的照片以及全程手术视频，同时辅以扼要的文字说明。希望通过这样的形式，最大限度地还原技术过程，总结要点，由此带给广大读者，尤其是年轻的外科同仁更好的学习体验和更全面的认识。

本书分为6个章节，涵盖了腹壁及食管裂孔疝以及甲状腺、胃肠、肝脏、胰腺肿瘤的主流手术，归纳总结了复旦大学附属华山医院近年来在腔镜外科技术领域的经验及特色创新，并得到浙江省人民医院牟一平教授在第六章"腹腔镜下胰腺手术"的大力支持。我们希望通过本书能帮助广大中青年医师、基层医院医师，共同促进腔镜外科的技术交流及发展。

本书这样的形式是我们的首次尝试，因时间仓促、经验局限，如有谬误或不足之处，恳请广大读者及时反馈，以利于再版时更新。我们力争将本书完善成为腔镜外科的入门工具书之一。

本书编撰过程中得到我国微创外科两位大师蔡秀军教授和郑民华教授的鼓励和指导，并拔冗赐"序"；得到强生公司的学术支持。在此谨表诚挚的谢意！

编　者

2021 年 10 月

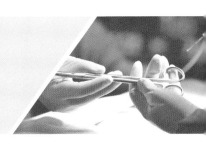

目　录

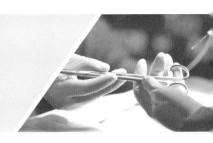

第一章
腹腔镜下疝修补术

第 一 节
腹腔镜下经腹腹膜前疝修补术(TAPP)

一 适应证

(1)没有下腹部手术史的单侧或双侧腹股沟疝。

(2)有下腹部手术史,但不影响腹膜前游离的腹股沟疝。

(3)前次腹横筋膜前术式修补术复发的腹股沟疝。

(4)没有全身麻醉禁忌证的腹股沟疝。

二 体位及器械摆放

(1)平卧位,可以略微头高脚低。

(2)显示器位于脚端。

(3)术者位于患侧对侧,扶镜手位于患侧同侧或与术者同侧后方(图1-1-1A)。

(4)能量平台位于手术台左侧。

三 穿刺位置

(1)脐部置入10 mm穿刺套管作为腔镜观察孔。

(2)平脐在双侧腹直肌外侧做2个5 mm穿刺套管,作为操作孔(图1-1-1B)。

四 手术步骤

(1)在脐部行1 cm切口进入10 mm穿刺套管,建立气腹,然后在腔镜引导下,分别在平脐水平两侧腹直肌外侧缘进入5 mm穿刺套管2个(图1-1-2)。

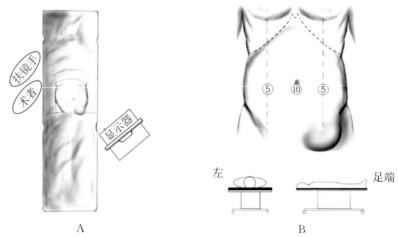

图 1-1-1　术者站位、患者体位及穿刺套管布局

注：○指穿刺孔大小，⑤代表 5 mm，⑩代表 10 mm。

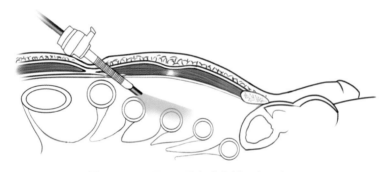

图 1-1-2　TAPP 观察孔穿刺层次示意图

（2）腹膜的切开：在内环口上缘，自内侧皱襞外侧至髂前上棘做弧形切开腹膜（图
1-1-3）。注意在外侧皱襞部位不要损伤腹壁下血管。

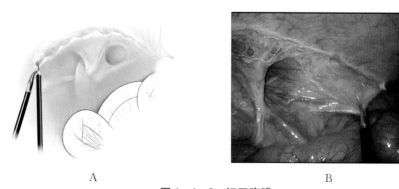

A　　　　　　　　　　　　　　　　　B

图 1-1-3　切开腹膜

（3）游离腹膜前空间：暴露腹壁下血管，向其外侧继续分离腹膜前间隙，游离腹股沟区
后间隙（Borgros 间隙）至髂前上棘水平腰大肌表面，显露髂耻束；再向腹壁下血管内侧游离

耻骨后间隙（Retzius 间隙），显露耻骨梳韧带和耻骨联合（图 1 - 1 - 4）。

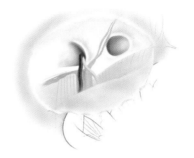

A. 游离腹膜前空间

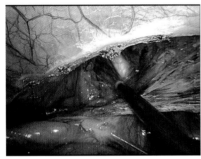
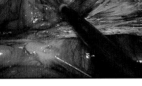

B. Borgros 间隙　　　　　　　　　C. Retzius 间隙

图 1 - 1 - 4　游离腹膜前空门

（4）游离回纳或横断疝囊：探查疝囊位于腹壁下血管外侧，则为斜疝；位于腹壁下血管内侧，则为直疝。直疝疝囊与覆盖其上的腹横筋膜（假疝囊）分界明显，之间有疏松的间隙，疝囊游离较为容易，钝性剥离即可。斜疝疝囊的游离相对直疝困难，尤其是疝囊较大游离难度更大。游离斜疝疝囊应先将覆盖于疝囊外的腹横筋膜浅层切开，沿着疝囊剥离回纳疝囊（图 1 - 1 - 5），并充分游离疝囊与精索血管和输精管，使腹膜反折线距离内环口＞6 cm，注意保护精索血管和输精管。

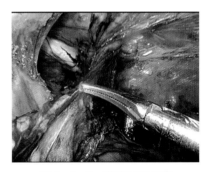

图 1 - 1 - 5　游离回纳疝囊

（5）补片置入与放置（图 1 - 1 - 6）：补片可选取平片或 3D 补片，将其卷成烟卷状，自 10 mm 穿刺套管孔置入，展平后覆盖肌耻骨孔，内侧过中线，外侧到髂前上棘水平腰大肌表面，下方进入 Retzius 间隙过耻骨梳韧带和耻骨结节；补片内侧角伸入膀胱与耻骨梳之间，将疝囊置于补片上方。若为直疝，建议将补片固定于耻骨梳上，缝线连续缝合切开腹膜，检查效果好、无破口。

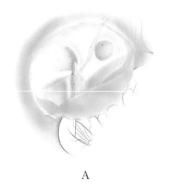
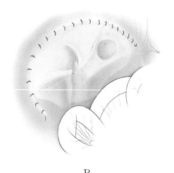
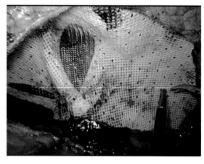

A B C

图 1 - 1 - 6 补片置入与放置

五 技巧总结

（1）两侧操作孔可以平脐水平，在两侧腹直肌外侧。当为单侧腹股沟疝时，两操作孔可以略作调整，患侧操作孔可略高于脐水平，健侧操作孔可略低于脐水平，以术中操作。

（2）腹膜切开的过程中注意不要误伤腹壁下血管。通常先避开腹壁下血管位置切开腹膜，然后气体会进入腹膜前，从而将腹膜与腹壁下血管分开。

（3）疝囊的剥离是手术中的重点。较大的疝囊可以采取横断疝囊的方法。剥离疝囊一定沿疝囊壁剥离，解剖层次才比较清晰。

（4）补片放置时，注意内下角要插入耻骨梳与膀胱之间，不能卷曲在膀胱表面，且补片下边缘必须高于腹膜线。

【视频 1 - 1
TAPP】

（陈　浩　姚琪远）

第二节

腹腔镜下完全腹膜外腹股沟疝修补术（TEP）

一 适应证

（1）没有下腹部手术史的单侧或双侧腹股沟疝。

（2）有下腹部手术史，但不影响腹膜前游离的腹股沟疝。

（3）前次修补术为腹横筋膜前术式现复发的腹股沟疝。

（4）没有全身麻醉禁忌证的腹股沟疝患者。

二 体位及器械摆放

（1）平卧位，可以略微头高脚低。

（2）显示器位于脚端。

（3）术者位于患侧对侧，扶镜手位于患侧同侧或与术者同侧后方（图 1 - 2 - 1A）。

（4）能量平台位于手术台左侧。

三、穿刺位置

（1）脐部过脐周行 10 mm 切口，切开腹直肌前鞘，钝行拉开腹直肌，置入 10 mm 穿刺套管，进入腹直肌与后鞘之间作为腔镜观察孔。

（2）操作孔均位于中线位（图 1-2-1B），第一操作孔位于脐下 5 cm，第二操作孔位于脐下 10 cm，均穿刺置入 5 mm 穿刺套管。

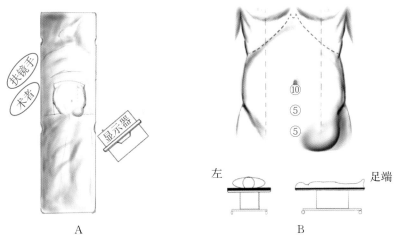

A

B

图 1-2-1 术者站位、患者体位及穿刺套管布局

四、手术步骤

（1）于脐部下缘行横切口或竖切口，长约 1 cm，切开皮下组织，暴露腹直肌前鞘，切开前鞘，钝行推开腹直肌纤维，暴露后鞘（图 1-2-2）。

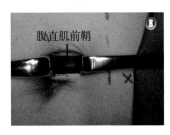

A. 切开皮肤、皮下组织，显露腹直肌前鞘

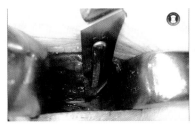

B. 切开腹直肌前鞘

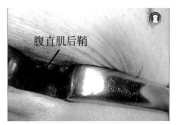

C. 显露腹直肌后鞘

图 1-2-2 切开与暴露

（2）手指进入腹直肌后方间隙，钝性分离，并置放第一操作孔的穿刺套管（图 1-2-3）。

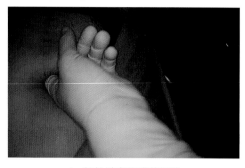

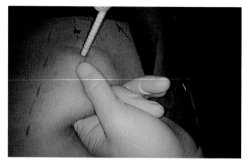

A. 钝性游离腹膜前间隙   B. 作 5 mm 切口,置入穿刺套管

图 1-2-3 置入操作套管

（3）Retzius 间隙的游离（图 1-2-4）：在腹直肌与腹直肌后鞘之间钝性与锐性结合分离前行，直至暴露耻骨联合与耻骨梳韧带，充分游离膀胱前耻骨后间隙（Retzius 间隙），并探查双侧直疝三角区域是否有直疝。若有直疝则将直疝疝囊完全游离回纳，暴露双侧腹壁下血管。

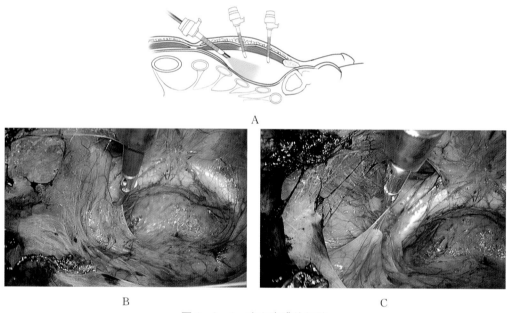

A

B   C

图 1-2-4 建立腹膜外间隙

（4）Borgros 间隙游离（图 1-2-5）：暴露腹壁下血管，向其外侧继续分离腹膜前间隙，即进入 Borgros 间隙，在斜疝疝囊外侧游离 Borgros 间隙至髂前上棘水平腰大肌表面，显露髂耻束。

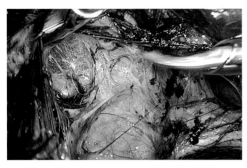
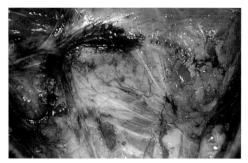

A. Borgros 间隙游离　　　　　　　　　B. 显露腰大肌,显露髂耻束

图 1‑2‑5　Borgros 间隙游离

(5) 游离回纳或横断疝囊:探查疝囊位于腹壁下血管外侧,则为斜疝。游离斜疝疝囊应先将覆盖于疝囊外的腹横筋膜浅层切开,沿着疝囊剥离回纳疝囊,并将疝囊与精索血管和输精管充分游离,使腹膜反折线距离内环口>6 cm;注意保护精索血管和输精管(图 1‑2‑6)。

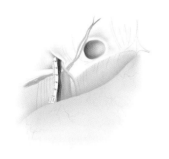
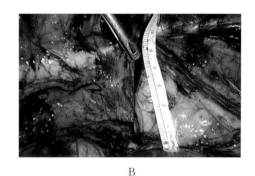

A　　　　　　　　　　　　　　　　B

图 1‑2‑6　游离、测量精索

(6) 补片置入与放置(图 1‑2‑7):补片可选取平片或 3D 补片,将其卷成烟卷状,自10 mm 穿刺孔置入,展平后覆盖肌耻骨孔,内侧过中线,外侧到髂前上棘水平腰大肌表面,下方进入 Retzius 间隙过耻骨梳韧带和耻骨结节;补片内侧角伸入膀胱与耻骨梳之间,将疝囊置于补片上方。若为直疝,建议将补片固定于耻骨梳上。

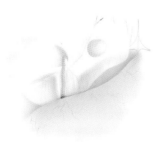
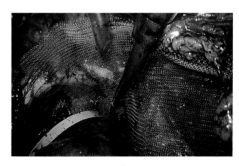

A　　　　　　　　　　　　　　　　B

图 1‑2‑7　补片置入

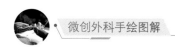

五 技巧总结

(1) 入路自腹直肌后方与腹直肌后鞘之间进入,此空间为乏血管的疏松间隙,可以钝性推开或剪刀锐性分离。当耻骨梳暴露后,就不必过多深入耻骨后膀胱前间隙,以免损伤阴茎背部静脉丛。

(2) 向两侧外侧分离时首先暴露腹壁下血管,以此为解剖标志而向外侧分离 Bogross 间隙。

(3) 疝囊的剥离是手术中的重点,较大的疝囊可以采取横断疝囊的方法;剥离疝囊一定沿疝囊壁剥离,解剖层次才比较清晰。

(4) 补片放置时,注意内下角要插入耻骨梳与膀胱之间,不能卷曲在膀胱表面,且补片下边缘必须高于腹膜线。

(陈 浩 姚琪远)

【视频 1 - 2 TEP】

第 三 节
腹腔镜下腹腔内补片植入术(IPOM)

一 适应证

(1) 没有全身麻醉禁忌证的切口疝患者。
(2) 非嵌顿的切口疝患者。

二 体位及器械摆放

(1) 平卧位。
(2) 显示器根据切口疝位置调整,一般位于发病侧。
(3) 术者位于患侧对侧,扶镜手位于术者同侧后方(图 1 - 3 - 1A)。
(4) 能量平台位于手术台左侧或右侧,根据术者位置调整。

三 穿刺位置

(1) 腔镜观察孔为 10 mm,部位根据切口疝位置选择,一般远离切口疝及先前手术部位。
(2) 操作孔为 5 mm,位置选择要根据切口疝部位决定,一般远离切口疝位置,与腔镜同方向(图 1 - 3 - 1B)。

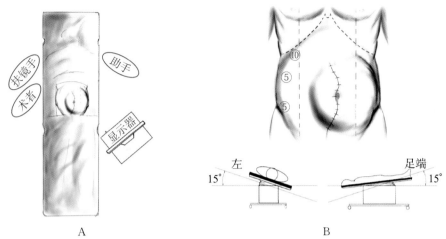

A   B

图 1-3-1　IPOM 术者站位、患者体位及穿刺套管布局

四 手术步骤

（1）建立气腹，气腹压力在 12 mmHg（1 mmHg = 0.133 kPa）左右，探查腹腔。

（2）辨认腹腔粘连程度及范围，疝囊内有无内容物。分离粘连，回纳疝内容物（图 1-3-2）。粘连分离范围超越疝环周围 5 cm 以上，可用超声刀或腔镜剪刀分离与腹壁粘连的腹部脏器，尽量避免损伤肠管。

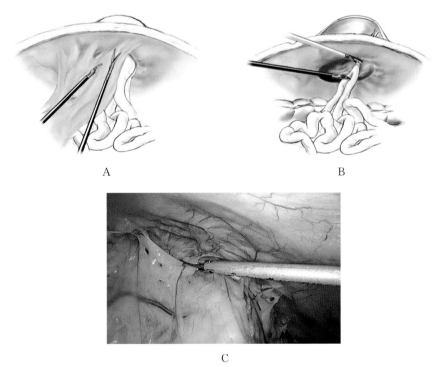

A   B

C

图 1-3-2　松解疝内容物粘连

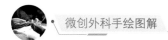

（3）粘连分离过程中，探查隐匿性疝。测量疝环尺寸，包括长径与横径（图1-3-3）。

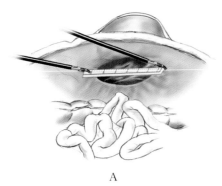

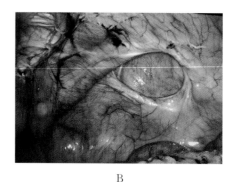

A   B

图1-3-3 测量疝环

（4）间断缝合疝环，关闭缺损（图1-3-4）。

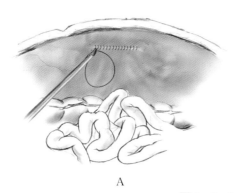

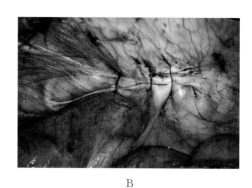

A   B

图1-3-4 缝合关闭疝环

（5）选择复合补片，尺寸超过疝环缺损3 cm以上，自10 mm穿刺孔置入补片，防粘连面朝向腹腔。

（6）固定螺旋钉补片，一般在补片边缘及疝环边缘各固定一圈，螺旋钉间隔1.5 cm（图1-3-5），特殊需要可行腹壁全层悬吊固定。需要时术中置负压引流。

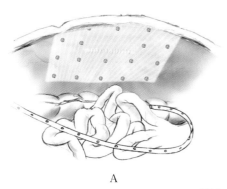

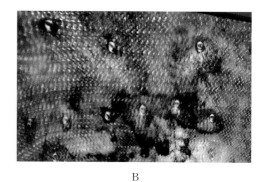

A   B

图1-3-5 补片固定

五 技巧总结

（1）首个穿刺位置必须选择远离缺损及原手术区域，防止穿刺造成的肠管损伤。

（2）分离粘连时，除非明确无肠管时用超声刀，否则多用剪刀分离。

（3）补片置入腹腔前，在补片上标记方位。

（4）缺损必须缝合关闭，补片放置要平整，螺旋钉间相距 1.5～2 cm距离。

【视频 1－3

（陈　浩　姚琪远）　切口疝】

第四节
腹腔镜下食管裂孔疝修补术

一 背景

以往食管裂孔疝因其发病率较低往往不受重视。食管裂孔疝和其他类型的腹外疝一样，患者年龄越大发病率越高，且往往和胃食管反流病久治不愈密切相关。随着社会老龄化和人们对生活质量要求的提高，近些年这类疾病受到的关注越来越多。食管裂孔疝的分型对于诊断及治疗至关重要。根据 2013 年美国胃肠内镜外科协会的指南，将食管裂孔疝分为以下 4 种类型。

1. Ⅰ型，滑动型裂孔疝　此型临床上最为多见，占所有食管裂孔疝的 95%。此型疝的胃食管连接部上移入胸腔，一般裂孔较小，疝可上下滑动。因为覆盖裂孔及食管下段的膈食管韧带无缺损，故多无真性疝囊。由于膈食管韧带松弛，使膈下食管段、贲门部经食管裂孔滑行出入胸腔，使正常的食管-胃交接锐角（His 角）变为钝角，导致食管下段正常的抗反流机制被破坏，故此型疝多伴有不同程度的胃食管反流病。

2. Ⅱ型，食管旁裂孔疝　此型临床上少见。胃食管连接部仍位于膈下正常位置，而一部分胃底或胃体经扩大的食管裂孔薄弱处进入胸腔，由于存在膈食管韧带的缺损，多具有完整的疝囊。膈下食管段和食管-胃交接角仍保持正常的解剖位置和正常生理性括约肌作用，抗反流机制未被破坏，故此型疝极少发生胃食管反流。约 1/3 的巨大食管旁裂孔疝易发生嵌顿。

3. Ⅲ型，混合型裂孔疝　系前两型并存，且前两型疝后期都可能发展成混合型疝。此型疝胃食管连接部以及胃底大弯侧移位于膈上，胃的疝入部分较大，可达胃的 1/3～1/2，并可能出现贫血以及嵌顿、绞窄及穿孔等严重并发症。

4. Ⅳ型，巨大疝　不仅有胃疝入胸腔，还有其他的腹腔内脏器，包括网膜、结肠、小肠等在疝囊内。

也有学者将Ⅲ、Ⅳ型疝合并为一个类型，统称混合型疝，占除Ⅰ型疝外的大部分（剩余

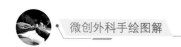

的5％中的95％),而真正的Ⅱ型食管旁裂孔疝很少见。常见的Ⅰ型疝与Ⅱ、Ⅲ、Ⅳ型疝在临床表现、辅助检查结果及治疗原则方面均存在很大的差别。

二 适应证

(1) Ⅱ、Ⅲ、Ⅳ型疝伴有不适症状的患者。

(2) Ⅰ型疝伴胃食管反流病的患者症状严重影响生活,经内科治疗无效或因为药物不良反应无法耐受。

(3) Ⅰ型疝伴胃食管反流病的患者内科治疗有效,但一旦停药症状反复,且患者不愿意长期服药治疗。

(4) Ⅰ型疝患者已出现严重胃食管反流病的并发症,具体包括如下:

1) B级以上的食管炎(洛杉矶分级法)。

2) 严重食管狭窄、出血等。

3) 严重消化道外病变,如吸入性肺炎、哮喘、慢性咽喉炎等,症状明确与胃食管反流病相关的。

三 术前准备

1. 普外科常规术前准备 ①食管裂孔疝以老年患者较多,且Ⅱ、Ⅲ、Ⅳ型疝往往对心脏或肺有程度不同的压迫;②有的患者伴有气管反流,影响肺功能,要关注心肺功能是否能耐受手术;③部分Ⅱ、Ⅲ、Ⅳ型疝伴有贫血,有时需在术前纠正;④有吞咽困难、进食欠佳的需注意纠正电解质紊乱及营养不良。

2. 食管裂孔疝及其伴随的胃食管反流病的常规检查

(1) 胃镜。

(2) 上消化道气钡双重造影。

(3) 胸部CT+上腹部CT。

(4) 食管压力测定。

(5) 食管24小时pH-阻抗检测。

3. 体位及穿刺套管放置(图1-4-1)

(1) 全身麻醉后患者仰卧,双下肢分开,呈"人"字位,头高脚低30°～45°。

(2) 剑突与脐部连线的中点偏下方置入10 mm穿刺套管,置入腹腔镜。

(3) 剑突下5 mm穿刺套管为肝脏拉钩的位置。

(4) 右上腹锁骨中线肋缘下2指5 mm穿刺套管作为辅助操作孔。

(5) 左上腹锁骨中线肋缘下2指10 mm穿刺套管为主操作孔。

(6) 如有必要可在左侧腋前线加做5 mm穿刺套管辅助操作。

(7) 术者立于患者两腿之间,助手立于患者左侧,扶镜手立于右侧。

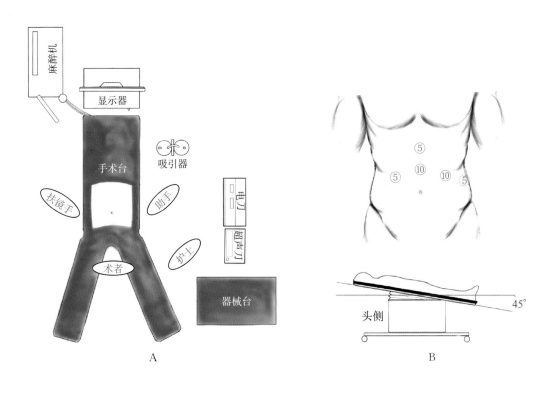

A

B

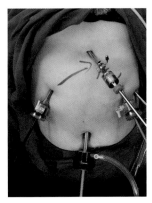

C

图 1 - 4 - 1 食管裂孔疝修补术者站位、患者体位及穿刺套管布局

四、手术步骤

1. 建立气腹，观察食管裂孔及疝内容物情况 建立气腹后，简单探查腹腔。助手以肝脏拉钩挡起肝脏，调整体位，观察食管裂孔情况，以无损伤抓钳尽量回纳疝内容物（图 1 - 4 - 2）。

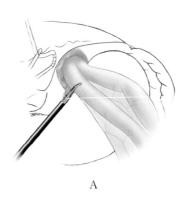

A

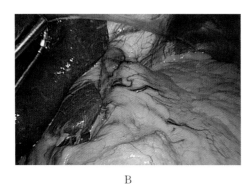

B

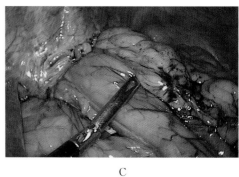

C

图 1-4-2 回纳疝内容物

2. 显露食管裂孔

（1）从胃大弯中上 1/3 部开始，助手向左侧牵开胃结肠韧带，术者以超声刀离断部分胃网膜左血管分支及胃短血管（图 1-4-3）。打开左侧隔食管韧带，彻底游离胃底，显露左侧膈肌脚（图 1-4-4）。

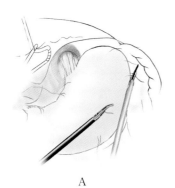

A

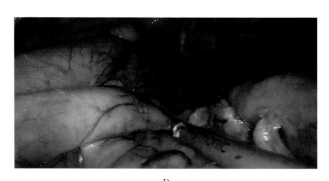

B

图 1-4-3 游离切断近端胃结肠韧带及血管

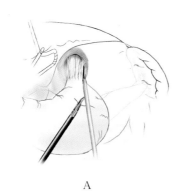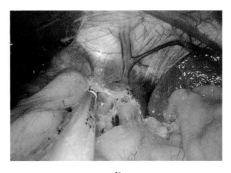

A　　　　　　　　　　　　　B

图 1 - 4 - 4　游离显露左侧膈肌脚

（2）助手向左侧牵开肝胃韧带，术者以超声刀沿肝脏边缘切开肝胃韧带（图 1 - 4 - 5）；向上打开右侧隔食管韧带，注意保护迷走神经肝支，显露右侧膈肌脚（图 1 - 4 - 6）。

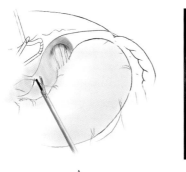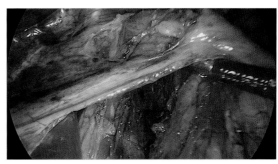

A　　　　　　　　　　　　　B

图 1 - 4 - 5　切断小网膜（肝胃韧带）

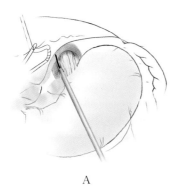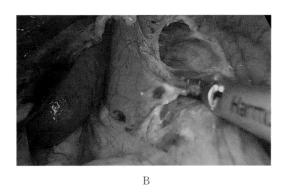

A　　　　　　　　　　　　　B

图 1 - 4 - 6　显露右侧膈肌脚

3. 游离食管，回纳或切除疝囊

（1）切开腹段食管前方的隔食管韧带，经食管裂孔游离疝囊并切除，回纳疝内容物；在纵隔内游离食管使腹段食管长度达到 3 cm（图 1 - 4 - 7）。注意保护迷走神经。

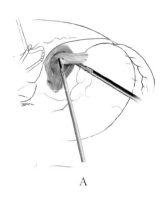

A

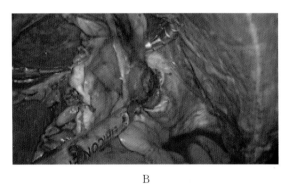

B

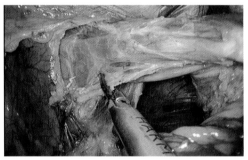

C

图 1-4-7 切除疝囊并游离下段食管

（2）沿双侧膈肌脚向下游离，在食管后方显露双侧膈肌脚交汇处（图 1-4-8）。

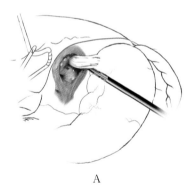

A

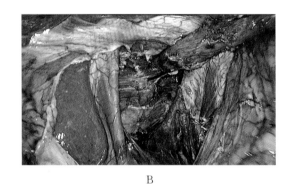

B

图 1-4-8 游离显露膈肌脚交汇处

4. 缝合膈肌脚

（1）助手将食管向左上方牵起，在食管后方以不可吸收线间断缝合膈肌脚（图 1-4-9），缩小食管裂孔至食管自然下垂状态下食管裂孔恰好包绕食管（图 1-4-10）。

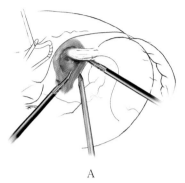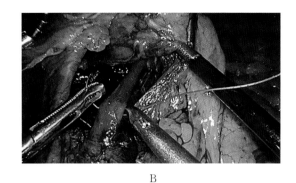

A   B

图 1-4-9 缝合膈肌脚

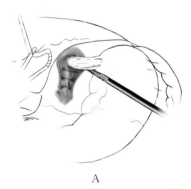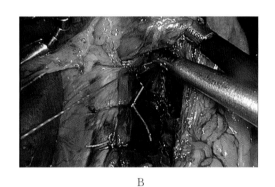

A   B

图 1-4-10 完成缝合膈肌脚

（2）如果膈肌脚薄弱明显或食管裂孔直径＞5 cm，可放置补片加强修补膈肌脚，可选用"V"字形生物补片或防粘连补片（图 1-4-11）。可以选用钉合或缝合的方式固定。

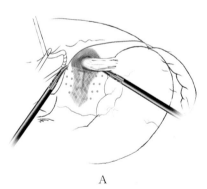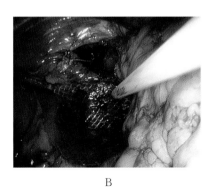

A   B

图 1-4-11 补片放置与固定

5. 胃底折叠

（1）最后行胃底折叠，以短松型 360°折叠（Nissen 折叠）最多见（图 1-4-12）。助手继续向左上牵开食管，术者以无损伤抓钳夹持胃底经由食管后方绕至食管右侧（图 1-4-13）。

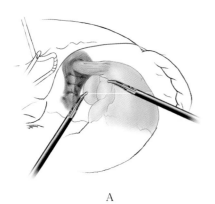
A

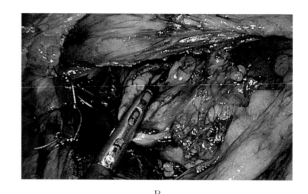
B

图 1 - 4 - 12　将胃底自食管后方绕至小弯侧

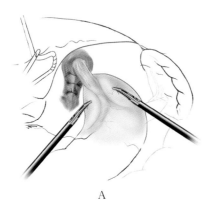
A

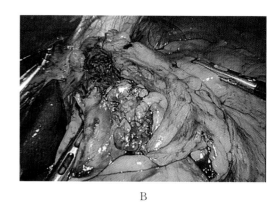
B

图 1 - 4 - 13　折叠胃底

（2）一般从近端开始,间断缝合2~3针,近端第1针固定于食管肌层(图1-4-14)。折叠后检查折叠襻可容分离钳通过(图1-4-15)。

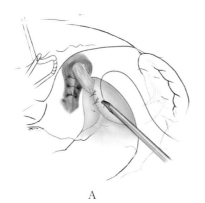
A

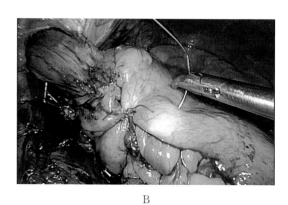
B

图 1 - 4 - 14　缝合、固定折叠的胃底

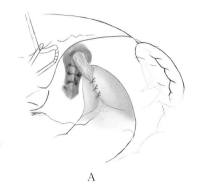

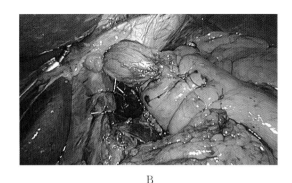

A   B

图1-4-15　完成胃底折叠缝合

（3）其他折叠方式还有Toupet（270°折叠）和Dor（180°折叠）。

Toupet（270°折叠）是将胃底不完全包绕食管，在食管前壁两侧各缝合3~4针。而Dor（180°折叠）则是将胃底从食管前方覆盖腹段食管并将胃底与食管缝合3~4针。这两种折叠方式也可以在合适的患者中应用。

6. 引流及关闭切口　可以经肝下至脾窝放置负压引流经右上腹戳创孔引出（图1-4-16），也可不放置。最后观察各戳创口无出血，逐个关闭切口。

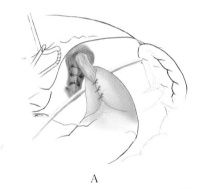

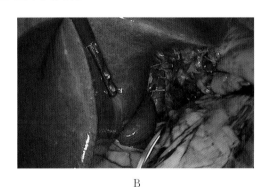

A   B

图1-4-16　放置引流

五、技巧总结

（1）患者取仰卧"人"字位，有利于术者的手术操作。术者站在两腿之间，无论是分离还是缝合都十分方便。由于手术区域位置较高且有肋骨阻挡，无论是经胸还是经腹的开放手术暴露都较困难，增加了手术难度。腹腔镜食管裂孔疝修补具有巨大视野和操作空间的优势，头高脚低位有助于显露及缝合。

（2）术中应找到并保护迷走神经，以尽量减少术后腹胀、嗳气等不适症状。注意保护迷走神经肝支，避免术后增加胆结石发生率的风险。游离的腹段食管应足够长，这样折叠襻才能在正确的位置，减少术后疝的复发。

（3）疝囊应尽量切除，有时疝很大时强行分离切除容易损伤胸膜，这时如果不影响膈肌脚缝合及折叠也可以保留部分疝囊。

（4）腹腔镜下食管裂孔疝修补最重要的就是显露双侧膈肌脚，修补扩大的食管裂孔后

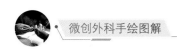

将其重建至合适的大小。如果膈肌脚特别薄弱或者食管裂孔过大,单纯的间断缝合修补往往张力过高,容易出现术后复发,这时需要用补片修补。补片修补也是建立在缝合膈肌脚基础上的加强修补而不是桥接修补。补片应该选择防粘连的复合材料或生物补片以免造成术后补片相关的并发症。食管裂孔重建后的大小应是食管自然下垂状态下食管裂孔恰好包绕食管,太大容易复发,太小会出现术后进食困难。

(5) 食管裂孔疝修补后应常规做胃底折叠,因为手术本身会破坏胃食管连接部周围的支撑结构,从而引起或加重胃食管反流病。一般如果做短松型 Nissen 折叠,都是从左侧开始离断所有的胃短血管,这样折叠时张力不会过大。而如果是做 Toupet 或 Dor,也可以从右侧开始,尽量保留胃短血管,因为这两种折叠方式不离断血管,胃底的张力往往也不大,完全可以完成折叠。选择哪种折叠方式还没有定论,但以短松型 Nissen 折叠最多,根据术前甚至术中食管的测压可以指导选择折叠的方式。

(花 荣 姚琪远)

【视频 1-4 食管裂孔疝】

第五节

全腹腔镜下造口旁疝修补术(Sugarbaker 术)

一 适应证

(1) 回肠代膀胱造口旁疝、末端结肠造口旁疝。

(2) 术后出现造口旁肿物逐渐增大并伴有腹胀、腹痛等不适症状。

(3) 人工肛门袋密封性受造口旁疝影响。

(4) 患者因疝囊较大影响外观或正常生活。

二 普外科常规术前准备

(1) 此病多为肿瘤患者,且已做过至少 1 次或多次手术,所以要关注心肺功能、营养情况、心理状态是否能耐受手术。

(2) 有排便困难、进食欠佳的需注意纠正电解质紊乱及营养不良,通便治疗。

(3) 腹壁疝患者,往往合并呼吸功能减退,建议术前常规低流量吸氧 + 雾化吸入。

三 造口旁疝的特殊检查

(1) 结肠造口旁疝患者需术前复查肠镜。

（2）回肠代膀胱造口旁疝患者需术前请泌尿外科会诊,评估泌尿系统解剖和功能情况。

（3）胸部 CT + 上下腹部 CT。

四、体位及器械摆放

（1）平卧位,可以略微头高脚低位。

（2）显示器位于患侧端。

（3）术者位于患侧对侧,扶镜手位于患侧同侧或与术者同侧后方(图 1 - 5 - 1A)。

（4）能量平台位于手术台左侧。

五、穿刺位置

穿刺孔部位在造口对侧象限腹壁(图 1 - 5 - 1B)。10 mm 穿刺孔位于对侧肋缘下,5 mm 穿刺孔位于两侧。

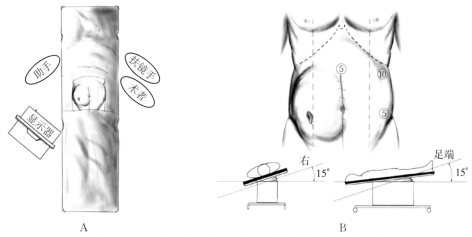

图 1 - 5 - 1　造口旁疝术者站位、患者体位及穿刺套管布局

六、手术步骤

（1）探查腹腔,分离粘连:探查腹腔,检查有无肿瘤复发,原切口下方及造口旁疝疝环缺损区域是否存在腹腔粘连(图 1 - 5 - 2)。如为网膜粘连,运用超声刀分离粘连,避免渗血影响术野;如为肠管粘连,建议腔镜剪锐性分离粘连(图 1 - 5 - 3),避免隐匿性肠管热损伤。

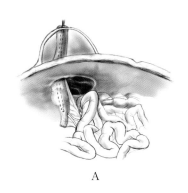

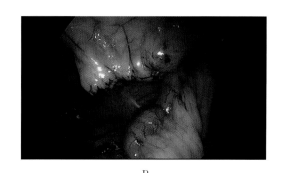

图 1 - 5 - 2　探查腹腔

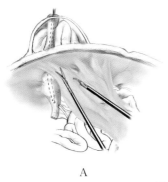
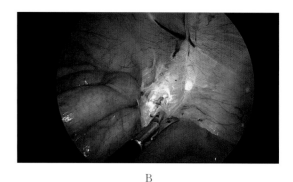

A   B

图 1-5-3　腔镜剪锐性分离粘连

(2) 回纳疝内容物(图 1-5-4):检查疝内容物性质(一般为网膜或小肠肠管),用腔镜无损伤抓钳回纳疝内容物,注意动作轻柔。有时疝内容物会与疝囊壁有粘连,建议暴露清楚后采用锐性分离,帮助回纳。

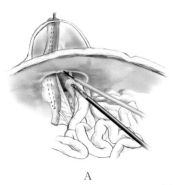
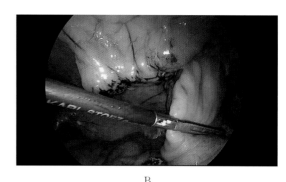

A   B

图 1-5-4　松解、回纳疝内容物

(3) 暴露并测量疝环大小(图 1-5-5):完全回纳疝内容物后,暴露疝环,将疝环周围 5 cm 的空间完全游离至可以放置钉合补片的条件;腹腔镜下测量疝环大小,选择尺寸合适的防粘连补片。

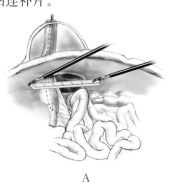
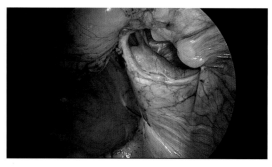

A   B

图 1-5-5　显露并测量疝环大小

(4) 置入补片,修补固定(图 1-5-6):将尺寸适合的防粘连补片从无菌区域的腹腔镜穿刺孔置入腹腔内,注意防粘连面朝向腹腔脏器;补片覆盖缺损方式同 Sugarbaker 术修补,

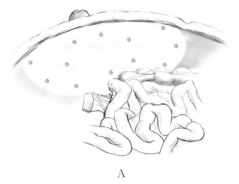

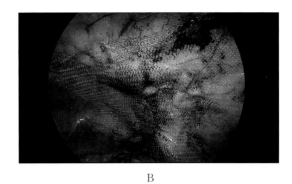

A　　　　　　　　　　　　　　　B

图 1 - 5 - 6　补片置入固定

并采用螺旋钉在造口肠管旁及补片周边,每间隔 1 cm 钉合补片 1 处。

　　(5) 再次探查腹腔:确认腹腔、补片固定处以及手术创面有无渗血,检查肠管粘连分离处浆膜面是否完整连续。

　　(6) 根据术中分离粘连的创面程度,决定是否留置负压引流。负压引流管放置位置为造口旁疝修补区域,经过盆腔,转由下腹部 5 mm 穿刺孔引出,并缝合固定。

　　(7) 更换 5 mm 镜头,经 5 mm 穿刺孔进入腹腔。直视下,采用缝降针对原 1 cm 穿刺孔进行腹壁全层“8”字法缝合,线打结于皮下。余 5 mm 穿刺套管依次直视下退管。各穿刺孔表皮予以黏合胶对合。最后贴上造口袋,并围上腹带。

七、技巧总结

　　(1) 仔细分离粘连、辨认造口肠管及其系膜解剖结构,特别是回肠代膀胱造口肠管一般会走行于腹膜外,所以从腹腔内手术需仔细辨认其走行及其系膜血管位置,避免手术操作损伤。必要时可由助手在造口区域牵拉预留置的导尿管,帮助术者辨认解剖位置。

　　(2) 采用 Sugarbaker 术固定补片,钉合时注意避免损伤造口肠管及其系膜血管、避免损伤髂血管、避免钉合于同侧腹股沟区的疼痛三角区域。

（何　凯　姚琪远）

【视频 1 - 5
回肠代膀胱】

第 六 节
腹腔镜结肠造口旁疝补片修补术（Lap - re - Do 术）

一、适应证

　　(1) 末端结肠造口旁疝。

　　(2) 术后出现造口旁肿物逐渐增大并伴有腹胀、腹痛等不适症状。

　　(3) 人工肛门袋密封性受造口旁疝影响。

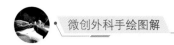
（4）患者因疝囊较大影响外观或正常生活。

二 普外科常规术前准备

（1）此病多为肿瘤患者,且已做过至少 1 次或多次手术,所以要关注患者心肺功能、营养情况、心理状态等是否能耐受手术。

（2）有排便困难、进食欠佳的患者需通便治疗,注意纠正电解质紊乱及营养不良。

（3）腹壁疝患者往往合并呼吸功能减退,建议术前常规低流量吸氧＋雾化吸入。

（4）术前常规复查肠镜、肿瘤标志物。

（5）腹部 CT 诊断造口旁疝,协助分型、分类。

（6）做心超、肺功能检查,评估心肺功能。

三 体位及器械摆放

（1）平卧位,可以略微头高脚低。

（2）显示器位于患侧端。

（3）术者位于患侧对侧,扶镜手位于患侧同侧或与术者同侧后方(图 1 - 6 - 1A)。

（4）能量平台位于手术台左侧。

四 穿刺位置

穿刺孔部位在造口对侧象限腹壁(图 1 - 6 - 1B)。10 mm 穿刺孔位于对侧肋缘下,5 mm 穿刺孔位于两侧。

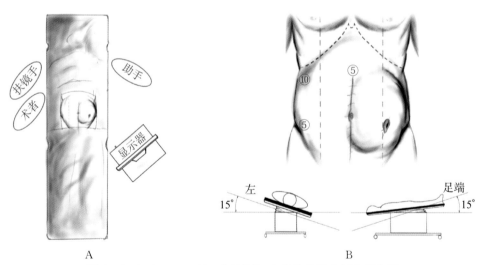

图 1 - 6 - 1 Lap - re - Do 术者站位、患者体位及穿刺套管布局

五 手术步骤

（1）探查腹腔,分离粘连(图 1 - 6 - 2):探查腹腔,检查有无肿瘤复发,原切口下方及造

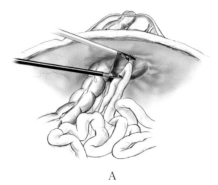

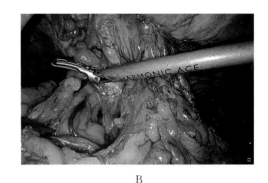

A   B

图 1‑6‑2 松解粘连并回纳疝内容物

口旁疝疝环缺损区域是否存在腹腔粘连。如为网膜粘连,运用超声刀分离粘连,避免渗血影响术野;如为肠管粘连,建议腔镜剪锐性分离粘连,避免隐匿性肠管热损伤。

（2）回纳疝内容物后,测量疝环缺损(图 1‑6‑3)。

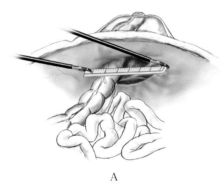

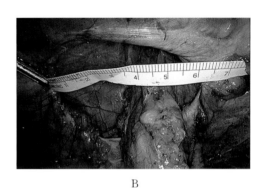

A   B

图 1‑6‑3 测量疝环

（3）环形切开造口:注意切开前先造口区域再次消毒(图 1‑6‑4)。采用开放术式于造口原位环形切开造口肠管,拖出造口肠管并使用无菌手套对其进行封闭(图 1‑6‑5),丝线结扎处理。

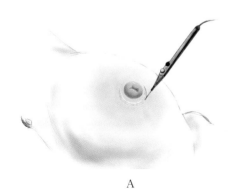

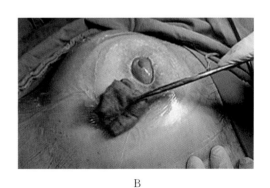

A   B

图 1‑6‑4 切开腹壁游离造口

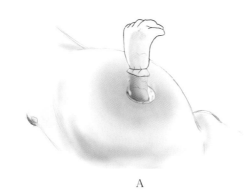

A

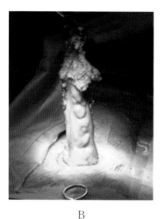

B

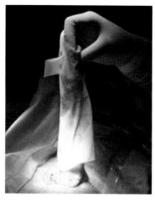

C

图 1 - 6 - 5　手套隔离伤口

（4）缝合疝环缺损（图 1 - 6 - 6）：在造口旁疝环坚韧腹壁组织处，采用疝修补线每间隔 1 cm 全层缝合 1 处，直至造口旁缺损疝环仅能容造口肠管通过。

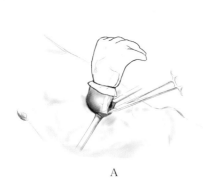

A

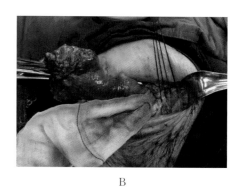

B

图 1 - 6 - 6　缝合疝环缺损

（5）腹腔镜下调整固定补片（图 1 - 6 - 7）：采用 Lap - re - Do Sugarbaker 法固定补片。视分离粘连情况决定是否放置负压引流。

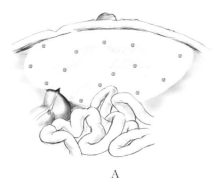

A

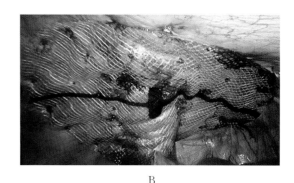

B

图1-6-7　补片固定

（6）切除皮下疝囊组织，缝合缩小皮下局部空间，视缝合满意程度决定是否放置引流管。

（7）原位重建结肠造口：切除冗长造口肠管，并原位重建结肠造口（图1-6-8）。

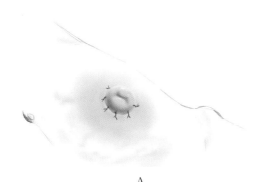

A

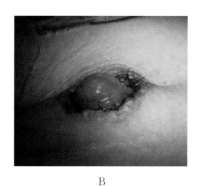

B

图1-6-8　缝合固定造口

六　技巧总结

1. 无菌手术操作　因为Lap-re-Do术涉及重建结肠造口，局部手术区域有细菌污染风险，而且要放置人工合成材料进行修补，所以要格外注意无菌操作及无菌理念。术中及时封闭及消毒开放的造口和造口区域，避免肠管损伤，关闭并引流皮下疝囊，选择合适的大网孔防粘连补片等，这些均能最大限度地预防感染的发生。

2. 重建造口区域　通过切除皮下冗长的造口肠管，采用不可吸收的疝修补线缝合疝环至仅能容纳造口肠管通过，固定造口肠管，切除皮下疝囊囊壁组织，原位重建造口，从而达到恢复造口区域初始的状态，这样能有效地降低术后复发率，预防皮下浆液肿的发生。最为不同的是，这种术式使得患者术后的外观状态达到了更好的恢复效果。

【视频1-6

（何　凯　姚琪远）　Lap-re-Do术】

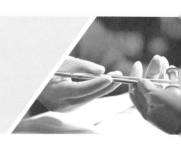

第二章
胸乳入路腔镜甲状腺癌根治术

腔镜甲状腺切除术式是指在腔镜引导下切除甲状腺的技术。然而，与在有腔空间内（腹腔和胸腔）进行操作的腹腔镜手术不同的是，手术时首先需要人为地分离出筋膜间隙，制造操作空间。基本方法可以分为两类：①置入器械套管，充入气体，建立操作空间后行甲状腺切除术，称为完全内镜甲状腺切除术（total endoscopic thyroidectomy）；②内镜辅助甲状腺切除术（video-assisted thyroidectomy），即做皮肤切口，体外牵引建立操作空间，内镜起的作用仅是用于改善狭小空间中的视野，其代表性手术是 Miccoli 手术。甲状腺腔镜手术的根本目的是缩小或隐藏既往开放手术时颈部明显的瘢痕。

一 历史回顾

1996 年冈纳（Gagner）开始尝试甲状腺和甲状腺旁腺内镜手术。其基本方法是在胸骨切迹上做一 5 mm 切口，钝性分离后充入二氧化碳（CO_2），建立工作间隙。而后在腹腔镜引导下于颈部相应部位置入 2～3 个直径 3 mm 套管，用特制的直径 3 mm 的短器械进行分离操作。这种方法的手术切口明显缩小，但操作复杂，且颈部仍有多个小切口。尽管这种技术未能广泛推广，但却是尝试在颈部"实性"结构中建立空间的先行者。意大利学者米科利（Miccoli）于 1998 年报道了另外一种腔镜甲状腺手术方法：在颈部做一个 2～3 cm 切口，并在内镜辅助下切除甲状腺。此方法后来被称为 Miccoli 手术。此种方法是经胸骨切迹上 1.5～2.0 cm 单一水平切口入路，通过拉钩提吊带状肌暴露术野，在内镜视野下解剖甲状腺。其操作思路是将常规开放性术式的颈部切口缩小，位置压低，减少皮瓣分离，利用腔镜灵活的视角、照明和放大优势达到准确操作的目的。差不多同一时期，日本学者 Ohagmi 介绍了胸壁入路腔镜甲状腺切除手术，即在乳晕等可以"隐藏"瘢痕的部位做切口，钝性分离皮下深筋膜，建立操作空间，然后进行甲状腺切除术，术后患者的颈部无任何瘢痕。

二 现状和展望

近年甲状腺腔镜手术新的进展包括单侧乳晕入路甲状腺切除术、口腔入路甲状腺切除术、耳后入路甲状腺切除术，以及机器人辅助甲状腺切除术。

（一）颈外入路腔镜甲状腺切除术

在我国开展最多的是颈外入路腔镜甲状腺切除术，包括经两侧乳晕、两侧腋窝、一侧乳晕＋腋窝、经腋窝单孔、耳后入路等入路。由于颈部暴露部位无可见的手术瘢痕，故该手术可取得令人满意的美容效果。有学者回顾分析了 512 例双侧乳晕入路腔镜甲状腺切除术，发现 397 例为恶性肿瘤，115 例为良性甲状腺疾病；甲状腺全切除时间 151.2±38.1 min，甲状腺次全切除或腺叶切除术时间 151.2±50.1 min；术后并发症包括短暂低钙血症（占31.1%）、持续性甲状旁腺功能低下（占 4.2%）、短暂声音嘶哑（20.3%）、持续声带麻痹（占1.7%）；3 例因难以控制的出血中转开放手术，9 例恶性肿瘤复发，无手术死亡。他认为腔镜甲状腺切除术是安全、有效的方法，患者术后并发症发生率和复发率都比较低，是甲状腺疾病手术治疗的很好选择。

（二）颈部入路甲状腺切除手术（Miccoli 术）

1998 年意大利医师米科利（Miccoli）创立了腔镜甲状腺切除技术，成为欧美国家开展最普遍的腔镜甲状腺手术入路。该术式可以行甲状腺切除术和淋巴结清扫术，达到常规开放甲状腺切除术同样的效果。同时由于腔镜甲状腺颈部切口相对较小，因此可以获得良好的美容效果。伦巴第（Lombardi）报道了一组连续 10 年的大样本资料，共完成腔镜甲状腺切除术 1363 例。其中 986 例为良性结节，368 例为乳头状癌；甲状旁腺切除术 9 例，同时行中央组淋巴结清扫术 126 例，中转常规手术 7 例；术后并发症包括 27 例短暂性喉返神经麻痹、1例永久性喉返神经麻痹、230 例短暂性低钙血症、10 例永久性甲状旁腺功能低下、4 例局部血肿、5 例伤口感染。上述资料表明，Miccoli 术是安全的，切口小，应该属于微创和相对美容的手术。

（三）口腔入路腔镜甲状腺切除术

随着近年来微创技术的发展及患者对手术微创性和美容性要求的日益提高，临床上有些患者特别是年轻女性对手术的美容要求极高，希望手术切口完全隐蔽，故经自然腔道腔镜外科手术（natural orifice transluminal endoscopic surgery，NOTES）应运而生。2009 年德国威廉（Wilhelm）成功进行了世界首例经口腔腔镜甲状腺手术，我国暨南大学华侨医院王存川根据中国人下颌骨颏部普遍扁平的特点及口腔黏膜修复能力较强的特性，设计了口腔前庭入路甲状腺腔镜手术。这类手术体表无瘢痕，口腔伤口愈合好。但存在一定的缺点：将Ⅰ类切口变为Ⅱ类切口，可能增加伤口感染机会；操作习惯改变，为自上而下；口腔切口易在取标本时被撕裂；口腔重要结构或神经损伤；离甲状腺上极较近，处理上极不方便；放置引流不方便。因此，此类手术在临床上仍有较大争议。

（四）机器人辅助腔镜甲状腺手术

达·芬奇机器人辅助腔镜甲状腺切除术的优势在于可以提供清晰的三维视野，系统的数字压缩技术可以减轻术者手的生理颤抖，器械运动灵活，具备良好的人体工学效应。机器人手术的这些特性特别适合于需要在深部、狭窄空间操作的头颈部手术。有学者报道的一组大宗病例对比研究资料中，有 1160 例甲状腺乳头状癌接受腋窝入路，非充气的腔镜甲状腺切除术。其中 580 例行机器人辅助腔镜甲状腺切除术，580 例行常规腋窝入路腔镜甲状腺切除术。两组病例的肿瘤大小、手术时间、术后并发症、1 年术后随访均无显著差别，机器人组淋巴结清除数量多于常规手术。机器人辅助甲状腺切除术更加精细，可以克服常规内镜手术的一些技术限制。然而机器人手术毕竟耗资昂贵，各国国情不同，是否符合卫生经济学原则，尚需进一步探讨。

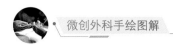

第一节
适应证和禁忌证

一 适应证

（1）良性肿瘤，直径≤6 cm。

（2）恶性肿瘤，直径≤2 cm，未侵犯邻近器官。

（3）需要手术的甲状腺功能亢进症（简称甲亢）患者，甲状腺肿大应不超过Ⅱ度，单侧腺体重量评估＜60 g。

（4）无上纵隔淋巴结转移。

（5）无广泛的淋巴结转移，转移的淋巴结无固定融合。

二 禁忌证

（1）伴有严重凝血功能障碍、心肺功能不全，不能耐受全身麻醉和手术者。

（2）良性肿瘤，直径＞6 cm。

（3）胸骨后甲状腺肿。

（4）颈部手术或放疗史。

（5）甲状腺癌二次手术患者。

（6）颈部手术或放疗史。

（7）患者无美容要求。

（邵　杰）

第二节
术前准备

一 麻醉与体位

采用气管插管全身麻醉。患者仰卧位，两腿分开，肩部垫枕使颈部后仰。

二 术者位置和穿刺位置

（1）显示器位于头侧（如有多个显示器可分置于头端两侧）。

（2）术者位于患者两腿之间，助手位于患侧，扶镜手位于右侧。

（3）器械护士位于助手左前方（图2-2-1）。

目前胸前入路仍然是最常用的入路，治愈疾病的同时兼顾美容效果，而全乳晕入路美容效果尤佳。胸前入路在切口的选择上，不能靠近胸骨上窝与锁骨。切口太近，不利于操作；

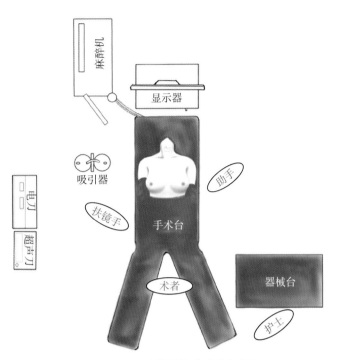

图 2-2-1　腔镜甲状腺手术者站位

切口太远,则不便于处理甲状腺下极或清扫中央区淋巴结。胸乳入路中间切口为观察孔,长约 12 mm;两侧切口为操作孔,均长约 5 mm。如果患者乳房较为丰满,可选择加长穿刺套管。若是男性患者,切口可选择第 3 或第 4 肋间横行切口。切口避开胸骨前方及女性乳腺的内上象限,以免瘢痕过度增生影响外观。胸壁已有陈旧性瘢痕者,可选择在原瘢痕处进行手术。胸乳入路中间切口位于两乳头之间,中线偏右侧约 1 横指处;两侧切口分别位于左、右乳晕边缘,左侧位于时钟 10~11 点处,右侧位于时钟 1~2 点处(图 2-2-2A)。全乳晕入路中间切口一般为右乳晕边缘时钟 2~4 点;两侧切口分别位于左、右乳晕边缘,左侧位于时钟 10~11 点处,右侧位于时钟 11~12 点处(图 2-2-2B)。

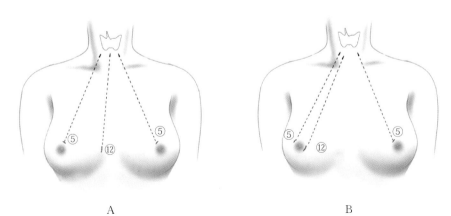

A　　　　　　　　　　　　　　　　　B

图 2-2-2　腔镜甲状腺手术穿刺套管布局

(邵　杰)

第三节
手术步骤

■ 建立空间

　　手术空间的建立是腔镜甲状腺手术操作的第 1 步。胸前入路在乳晕和胸前部做切口,注入或不注入含有肾上腺素和罗哌卡因的膨胀液,通过皮下分离器钝性分离,置入穿刺套管并导入腔镜和能量器械,进而锐性分离皮下组织,建立手术空间。膨胀液推荐使用含 1∶100 000 肾上腺素的生理盐水 70～80 mL 加 20～30 mL 罗哌卡因混合,利于手术空间的建立。

　　(1) 在皮下组织与肌筋膜之间建立导引隧道(图 2 - 3 - 1)。隧道在胸骨柄处交点,分别朝向两侧胸锁关节。腔镜手术空间维持方法主要有免充气、充气和混合空间维持法 3 种。我们一般采用充气法,CO_2 压力维持在 8～10 mmHg 时,既可以维持稳定的手术空间,又不会因压力过高引起的相关并发症。

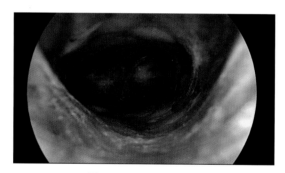

图 2 - 3 - 1　皮下隧道

　　(2) 用超声刀分离皮下疏松组织,分离范围上至甲状软骨上缘水平,外侧为胸锁乳突肌中线,分离层次掌握在舌骨肌的浅面与颈阔肌深面(图 2 - 3 - 2)。

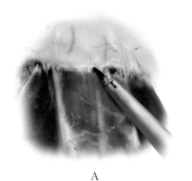
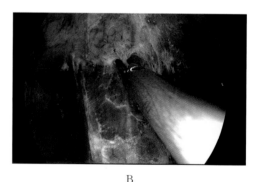

A　　　　　　　　　　　　　　　　　　　　B

图 2 - 3 - 2　游离皮瓣

　　(3) 用超声刀切开颈白线(图 2 - 3 - 3),沿甲状舌骨肌群与甲状腺外科背膜的间隙分离

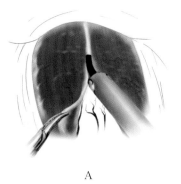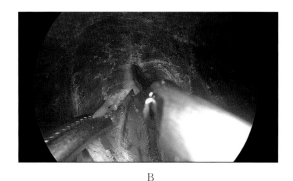

A　　　　　　　　　　　　　　　　　　　B

图2-3-3　切开颈白线

舌骨下肌群。用针状拉钩或体外丝线悬吊牵引舌骨下肌群(图2-3-4),显露甲状腺。

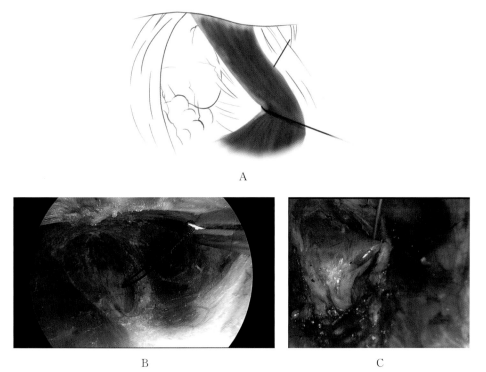

A

B　　　　　　　　　　　　　　　　　　C

图2-3-4　悬吊牵引颈前肌

三、甲状腺癌根治术

如前所述,目前腔镜甲状腺癌根治术的淋巴清扫范围多限于颈部中央区,手术方式为患侧甲状腺腺叶及峡部切除并加做颈部中央区淋巴清扫术。

(一)甲状腺腺叶切除术

与传统开放术式不同的是,腔镜甲状腺手术的视角和器械操作的方向是自下而上的,游离甲状腺腺体的合理步骤应遵循"先内后外、先下后上和先浅后深"原则。

（1）用超声刀切开峡部的腺体组织至 Berry 韧带水平（图 2-3-5）。该步骤有助于将腺体下部自外下向内上牵起。

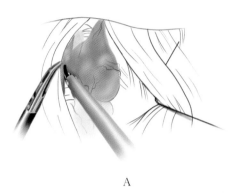

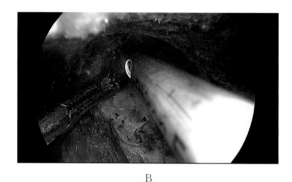

A B

图 2-3-5　切断甲状腺峡部

（2）分离腺体下部与胸骨甲状肌间的疏松组织，显露腺体中下部侧后方的三角形解剖平面。甲状腺中静脉和甲状腺下动脉分别位于该平面的上、下两侧。用超声刀紧贴甲状腺包膜离断甲状腺下动脉的分支（图 2-3-6），其间注意寻找下极甲状旁腺，在剥离甲状旁腺时注意保护其血供。

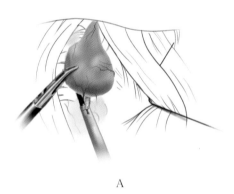

A

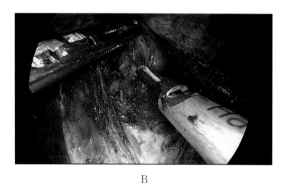

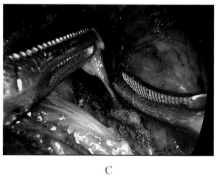

B C

图 2-3-6　切断甲状腺下极血供

（3）通常在分离 Berry 韧带时可以发现一根与喉返神经同样粗细的血管。该血管沿气管食管沟走行并在喉返神经入喉处与之交叉,内镜下可以此血管作为解剖标志寻找并显露喉返神经。此时应将甲状腺腺体牵向外上方,用超声刀紧贴气管壁切断 Berry 韧带(图2-3-7)。常规应用超声刀功能头一侧应远离神经,建议局部垫上纱条,以免造成喉返神经的热损伤。

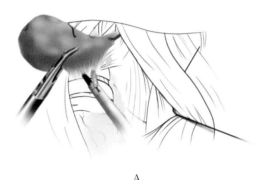

A

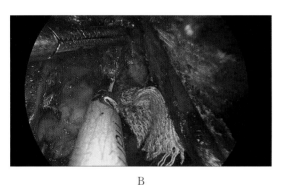

B

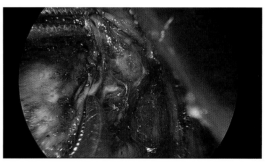

C

图 2-3-7　自下而上游离甲状腺背侧

(4)用超声刀离断入喉处后,将腺体牵向内上方,可显露甲状腺中静脉附近附着在甲状腺后包膜的上甲状旁腺。此时应注意超声刀的操作,避免大量组织同时凝固,损伤甲状旁腺周围脂肪囊,从而影响上极甲状旁腺血供。用超声刀紧贴腺体后方包膜,向上分离,最后贴近甲状腺上极离断甲状腺上动脉并完整切除腺体,标本置入标本袋取出(图2-3-8)。

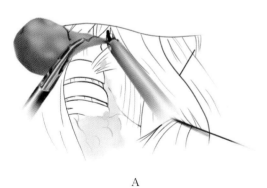

A

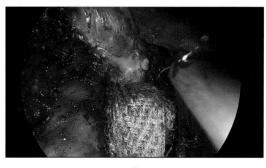

B

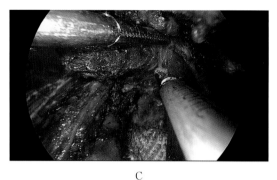

C

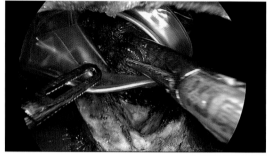

D

图 2 - 3 - 8 切断甲状腺上极血供

（二）颈部中央区淋巴结清扫术

用超声刀切开病侧颈部动脉鞘,界定中央区的外侧缘;解剖、识别下甲状旁腺,将其周围脂肪组织分离,并保留其外侧血供和与之相连的甲状腺下血管分支;解剖气管食管沟,自入喉处向下显露颈部喉返神经全程结构,钝、锐性分离切除喉返神经区域淋巴结、脂肪组织至锁骨上缘水平;分离胸骨上凹气管前组织,用超声刀自胸腺上缘分离气管前淋巴结、脂肪组织,并将中央区淋巴组织完整切除。同时清扫锥状叶附近的喉前区淋巴组织(图 2 - 3 - 9～图 2 - 3 - 12)。

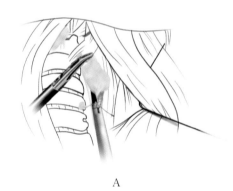

A

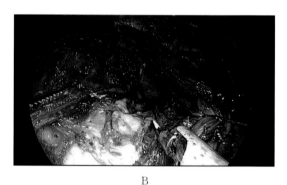

B

图 2 - 3 - 9 探查显露喉返神经

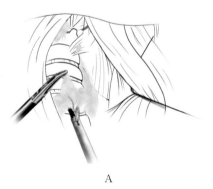

A

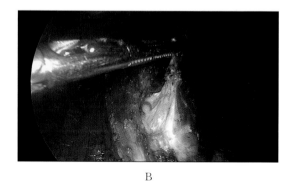

B

图 2 - 3 - 10 清扫气管旁淋巴结

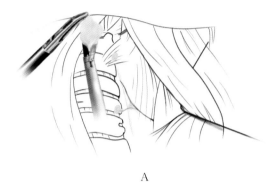
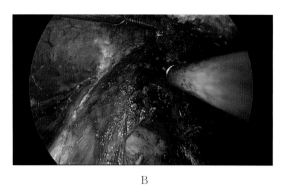

A　　　　　　　　　　　　　　　　　　B

图 2-3-11　清扫气管前淋巴结

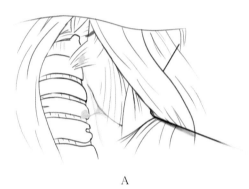
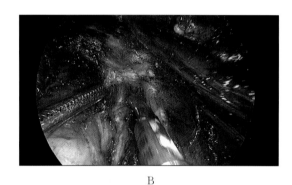

A　　　　　　　　　　　　　　　　　　B

图 2-3-12　显露喉返神经保留甲状旁腺

三　缝合颈前肌群

用"3-0"可吸收线间断缝合颈部白线(图 2-3-13),修补甲状腺前肌群。在手术野放置引流管,经乳晕 5 mm 切口引出,接负压球。

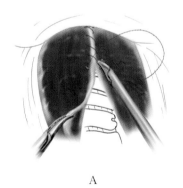
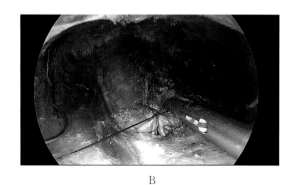

A　　　　　　　　　　　　　　　　　　B

图 2-3-13　缝合关闭白线

患者于术后次日可下床活动,引流管接负压吸引球有助于颈部和胸前的皮下创面愈合,48 h 后拔除。

【视频 2-1

（邵　杰）　甲状腺癌手术】

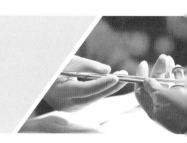

第三章
腹腔镜下胃癌根治术

第一节
概　述

近 20 年来,基于腹腔镜技术的逐步成熟,以及腹腔镜器械的飞速发展,腹腔镜胃癌根治术在临床受到越来越广泛的认可并被普及应用。目前,腹腔镜胃癌根治术对于早期胃癌患者在短期恢复上的优势,以及长期疗效方面的安全性,已得到多项大宗临床随机对照试验及荟萃分析证实。而对于进展期胃癌,腹腔镜技术应用的安全性也由先前的争议阶段进入积极的探索阶段。作为胃癌高发地区,中、日、韩三国对于进展期胃癌腹腔镜手术与开腹手术安全性对比的临床研究中,均得到腔镜技术应用的非劣性结果,为腹腔镜技术在胃癌领域的进一步开展应用提供了坚实基础。

完全腹腔镜下胃癌根治术(totally laproscopic gastrectomy,TLG)是指在腹腔镜下完成淋巴结清扫、标本切除和消化道重建。TLG 意味着更小的手术创伤、更充分的术野暴露、更美的外观等,是真正意义上的腹腔镜胃癌根治术。相较于腹腔镜辅助胃癌根治技术,消化道重建是其关键步骤及技术难点。

良好的腹腔镜下消化道重建方式需要兼顾的要点主要包括:①短期安全性,如易于操作,减少吻合口出血、缺血、梗阻、瘘等并发症。②较少远期并发症,如抗反流、减少吻合口炎症、吻合口溃疡等的发生。③功能学需求及生活质量,如符合消化道的生理解剖,利于食物的消化及营养吸收;尽量保证术后内镜检查及操作的可行性(如残胃、十二指肠、胆管等)。④经济学因素,如吻合操作时间、费用等。

■一 远端胃切除腹腔镜下消化道重建

因为其操作空间相对较大,吻合方式的可供选择性也相对更多、更灵活,往往是广大外科医师同道掌握操作腹腔镜下吻合技术的起步。目前主流的全腹腔镜远端胃癌根治术(totally laproscopic distal gastrectomy,TLDG)的消化道重建方式有:Billroth Ⅰ式吻合(主要包括 Delta Billroth Ⅰ式吻合及 Overlap Billroth Ⅰ式吻合)、Billroth Ⅱ式吻合(Billroth Ⅱ + Braun)、Roux - en - Y 式吻合以及 Un - cut Roux - en - Y 吻合。各吻合术式各有优缺点。

1. Billroth Ⅰ式吻合术　Billroth Ⅰ式吻合在 TLDG 中的优势：①符合消化道的生理解剖，利于胃肠功能的恢复，利于消化液的分泌及食物的消化吸收；②术后可行十二指肠、胆管的内镜检查及操作。

Billroth Ⅰ式吻合在 TLDG 中的弊端：①需游离较长的十二指肠残端供吻合；②需足够的残胃供吻合以免吻合口张力过大。故不适用于位于幽门管或肿瘤部位相对较高的远端胃癌，适应证相对严苛。

Billroth Ⅰ式吻合主要包括 Delta Billroth Ⅰ式吻合及 Overlap Billroth Ⅰ式吻合。前者由卡纳亚（Kanaya）于 2002 年报道，是具有里程碑式意义的经典 Billroth Ⅰ式腔内吻合术式，颠覆了使用管状吻合器或手工缝合的观念，极大地促进了胃切除术后腔内吻合技术的推广和应用。2014 年国内黄昌明报道了对三角吻合关闭共同开口方法的改良，减少了三角吻合口的薄弱缺血区域。而 2016 年有学者报道的 Overlap Billroth Ⅰ式吻合，采用胃大弯侧和十二指肠上外侧壁重叠进行吻合，进一步简化了操作及改善了吻合部位消化道的扭转。复旦大学附属华山医院在以上基础上应用自牵引后离断技术（self-pulling latter transection，SPLT）进一步进行技术改良，包括 SPLT Delta Billroth Ⅰ式吻合及 SPLT Overlap Billroth Ⅰ式吻合，在保证肿瘤阻断及足够下切缘的同时，达到以下优势：①简化胃-十二指肠吻合步骤，减少吻合时间；②降低了对于术者、尤其是助手的操作要求，易于掌握推广；③减少了一枚吻合钉的费用。

2. Billroth Ⅱ+Braun 式吻合术　单纯 Billroth Ⅱ式吻合因为碱性反流症状较重，且有输入袢、输出袢综合征等发生，现已较少选择，一般临床上加做空肠 Braun 式吻合。

（1）Billroth Ⅱ+Braun 式吻合在 TLDG 中的优势：①对残胃容量的大小、肿瘤的部位要求不高；②不需游离较长十二指肠，避免十二指肠残端的血供问题；③十二指肠残端瘘的发生率低于单纯 Billroth Ⅱ式吻合，且处理相对 Billroth Ⅰ式残胃十二指肠吻合口瘘相对简单。

（2）Billroth Ⅱ+Braun 式吻合在 TLDG 中的弊端：①生理解剖结构改变；②仍有碱性反流症状；③吻合口肿瘤复发较难处理。

3. Roux-en-Y 式吻合术

（1）Roux-en-Y 式吻合在 TLDG 中的优势：①较 Billroth Ⅱ+Braun 式吻合进一步减少了消化液反流；②减少了吻合口炎症、吻合口溃疡的发生；③对残胃容量的大小、肿瘤的部位要求不高；④无功能襻对于糖尿病、高血压等代谢综合征的改善作用。

（2）Roux-en-Y 式吻合术在 TLDG 中的弊端：①Roux 滞留综合征（Roux stasis syndrome，RSS），根据文献报道其发生率为 5%～30%；②操作步骤较为烦琐。

4. Un-cut Roux-en-Y 吻合术　2005 年乌山（Uyama）等首先报道了腹腔镜辅助下非离断 Roux-en-Y（Un-cut Roux-en-Y）技术，2008 年基姆（Kim）等首先报道了 TLDG 中此吻合技术的安全性。因为不离断空肠系膜及血供，Un-cut Roux-en-Y 吻合保留了空肠肌神经的连续完整，从而有效降低了 RSS 的发生率。同时因为此种吻合方式在技术上比 Roux-en-Y 中更容易在 TLDG 中进行，故目前在临床上具有较好的应用推广前景。

二 全胃切除腹腔镜下消化道重建

全腹腔镜全胃切除（totally laparoscopic total gastrectomy，TLTG）因为在脾门淋巴结

清扫、消化道重建等方面具有较高的技术要求，其普及率远低于远端胃。无论是开放还是腹腔镜手术，食管-空肠 Roux-en-Y 式吻合是主流的消化道重建方式。其中，食管空肠吻合术（esophagojejunostomy，EJ）因为其位置高、操作空间小，是技术的难点与关键。而利用腹腔镜器械，能在小空间里提供给术者更好的视野，及相对更大的操作空间，使得食管空肠的吻合过程达到全程可视化，故而通过 TLTG 消化道重建技术的训练并掌握及操作器械的熟悉，有望发挥其吻合可靠、减少并发症的优势。

纯手工吻合技术因为耗时长且对术者缝合要求高，已越来越少地应用于 TLTG。目前腹腔镜下 EJ 吻合基于吻合器械的发展及使用主要分为管状吻合器吻合及直线切割闭合器吻合技术。其中，管状吻合器吻合因为方法与操作器械均由开放手术演变而来，为外科医师所熟悉，并被认为可以获得更高的切缘。而线型吻合的优势在于直线切割闭合器可通过穿刺套管直接进出腹腔，不需要辅助切口，同时较管状吻合器有更开阔的操作空间及视野，便于在腹腔镜下全程观察吻合口的成型过程，操作更为简便。另一方面，基于"解剖上的侧-侧吻合可认为是功能上的端-端吻合"的概念，其吻合可靠，且不受食管直径限制，术后吻合口狭窄率更低。

目前主要的管状吻合方式包括 OrVil 法、反穿刺法等，其发展推衍的关键是解决腹腔镜下抵钉座的置放。OrVil 法最早于 2009 年由韩国的 Jeong 等提出，采用特殊改进抵钉座的 OrVil™ 装置（可侧弯，并连接胃管作为引导），"由上而下"经口置入抵钉座，但存在放置需要配合，放置过程可能损伤口腔、食管黏膜等的弊端。在此基础上，奥莫里（Omori）等将反穿刺法应用于腹腔镜下 EJ 吻合，克服了 OrVil™ 系统放置的困难，但需要辅助切口置入抵钉座，操作步骤较为繁琐，并且食管非离断状态下置入抵钉座，有肿瘤接触播散的质疑。

线型吻合的提出彻底解决了腹腔镜下抵钉座的置放问题。最早运用直线切割吻合器完成 TLTG 消化道重建见于 1999 年宇山（Uyama）等的报道，其 EJ 吻合为功能性端-端吻合（functional end-to-end anastomosis，FETE）。在此基础上进一步发展了 Overlap 吻合法及 π 形吻合等 EJ 吻合。前者最大的改进为顺蠕动吻合，理论上更利于食物的排空，但一般采用缝合关闭共同开口，且能获得的上切缘水平低于管状吻合；后者简化了整个吻合的操作步骤，但仍为逆蠕动吻合。

我们团队 2014 年 6 月自创并成功完成了第 1 例 TLTG SPLT EJ 吻合（SPLT FETE）。吻合方法与 π 形吻合基本相同，后成文发表的时间也与之几乎同期，实属对前期吻合方法总结思辨的殊途同归。SPLT FETE 在食管、空肠非离断状态下，通过食管的牵引先行食管空肠吻合，后以直线切割闭合器同时离断食管和空肠残端，吻合过程巧妙地通过向左侧的食管牵引，增加腹段食管的可游离长度及可视化操作空间，简化了关闭共同开口的难度及整个吻合的操作步骤。关于该吻合的争议，主要在于：①吻合存在逆蠕动，可能不利于食物排空；②若吻合平面较高，吻合口头侧缘的张力较大且较难达到吻合过程的完全可视化，易发生此处的吻合口瘘。对此，我们团队在 SPLT FETE EJ 吻合中常规游离空肠臂系膜，尽量减少其张力。我们年约 100 余台 SPLT 吻合手术实践中，EJ 吻合口瘘发生率<1%。可见，手术过程中确保吻合口头侧缘无明显张力，此种吻合是安全可靠的。另一方面，目前尚没有大型的随机对照试验（RCT）结果证实 EJ 吻合的顺逆蠕动孰优孰劣。关于顺蠕动更利于食物排空这一认识，我们团队在 2017 年开始实践了 SPLT Overlap EJ 吻合，并开展了 SPLT

Overlap 对比 SPLT FETE 与患者生活质量间关系的相关 RCT 研究。相信无论在 TLTG EJ 吻合的实际操作还是理论方面，SPLT 都会留下重要的一笔。

三　近端胃切除腹腔镜下消化道重建

全腹腔镜下近端胃切除(total laparoscopic proximal gastrectomy，TLPG)主要适应证为胃上 1/3 部位的早期肿瘤。其较 TLTG 的主要优势是保留部分胃壁功能，改善术后贫血及维生素 B_{12} 缺乏，但存在较 TLTG 更为突出的术后反流性食管炎、吻合口狭窄等功能学问题。对此，近年来外科医师在 TLPG 吻合方式上不断改进，也取得了显著成绩。目前 TLPG 消化道重建的方式主要包括食管-残胃吻合(esophagogastrostomy，EG)、食管胃吻合双瓣成形术(double flap technique，DFT)、间置空肠吻合(jejunalinterposition，JI)、空肠储袋间置法(jejunal pouch interposition，JPI)、双通道吻合(double tract reconstruction，DTR)和改良的单通道空肠间置术(jejunalinterposition，JIP)等。

其中，食管胃吻合术是最简单的重建方法，但包括食管管状胃吻合、迷走神经保留等改进术式，仍存在相对较高的反流性食管炎和胃食管吻合口狭窄风险。食管下括约肌保留(lower esophageal sphincter preserving，LES‐p)及 DFT 是近年来发表的基于贲门功能保留或重塑的食管残胃直接吻合方法，有效地改善了反流，但适应证局限，且手术操作要求较高，较难推广应用。相比之下，食管残胃的间接吻合方法是国内目前开展较多的 TLPG 吻合。回顾其发展历程，自 1999 年宇山(Uyama)的报道以来，JI 及 JPI 手术虽然有效减少了胃食管反流症状，但有排空延迟及内镜检查困难等问题，且较 TLTG Roux‐en‐Y 吻合在患者长期生活质量方面并不体现优势，而操作过程明显复杂，故并未普及开展。近年来报道的 DTR 吻合及 JIP 吻合，在患者术后生活质量方面都有较好保证，JIP 术后患者的营养恢复更好，被认为是 TLPG 术后较为理想的吻合方式，而 DTR 吻合术后还体现了对糖尿病患者的治疗价值。

我们团队自 2014 年初即开展 TLPG DTR 手术，是国内外全腹腔镜下较早完成此类手术的单位，并在安全性及生活质量随访中，均取得了良好的效果。后基于团队 TLTG SPLT Roux‐en‐Y 吻合方式的经验，我们在 TLPG DTR 术中同样运用 SPLT 的技巧，简化了吻合步骤，使操作过程简便流畅。根据我们的临床实践，TLPG DTR 术后患者胃食管反流症少，并且易于内镜随访及胆管镜检操作，是胃上 1/3 部位早期肿瘤患者较为适宜的选择。

(王雅平　蒿汉坤)

第二节
术前准备

一　体位及器械摆放

(1) 平卧分腿位，头高脚低($15°\sim30°$)，左高右低 $10°$。

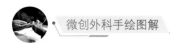

（2）显示器置于头侧（如有多个显示器可分置于头端两侧）。

（3）术者位于患者左侧，助手位于右侧，扶镜手位于两腿之间（图 3 - 2 - 1A）。

（4）器械护士位于术者或助手侧方。

（5）能量平台置于术者后方。

二 穿刺位置

（1）绕脐切口置入 12 mm 穿刺套管作为腹腔镜观测孔（之后延长该切口取标本）。

（2）左侧锁骨中线外侧、肋缘下置入 12 mm 主操作穿刺套管。

（3）右侧肋缘下 2～3 cm 锁骨中线外侧置入 5 mm 穿刺套管（术后留置引流）。

（4）双侧脐外侧置入 5 mm 穿刺套管（图 3 - 2 - 1B）。如需助手侧使用吻合器，可考虑助手侧置入 12 mm 穿刺套管。

（5）根据患者体形调整穿刺套管位置，注意保持各穿刺套管间距。

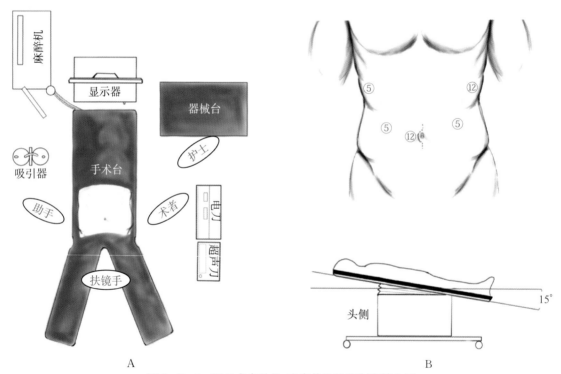

图 3 - 2 - 1　TLG 术者站位、患者体位及穿刺套管布局

（洪　军　蒿汉坤）

第 三 节
腹腔镜下淋巴结清扫

■ 一　区域淋巴结清扫

1. 大弯侧（No. 4sb、4d）清扫　离断网膜，于胰腺上缘显露脾胃干后切断网膜左动、静脉，并裸化该处至胃中段大弯侧胃壁（图 3-3-1）。

（1）助手右手牵引胃大弯侧并向头侧挡开，左手向腹壁牵引网膜左血管及网膜。

（2）术者左手用器械按压胰腺帮助显露，右手完成清扫及离断操作。

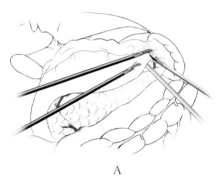
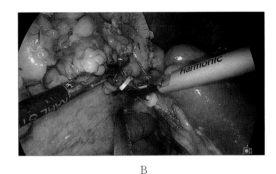

A　　　　　　　　　　　　B

图 3-3-1　离断网膜左血管

2. 幽门下区域（No. 6）清扫　于胰腺下缘寻及胃肠共干，显露胰十二指肠上前静脉后于汇入侧远心端切断胃网膜右静脉，并向头侧清扫胰腺表面，于胰腺上缘显露胃十二指肠动脉及十二指肠壁后离、切断胃网膜右动脉及幽门下动脉（图 3-3-2）。

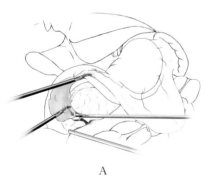
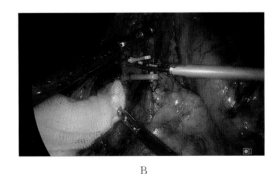

A　　　　　　　　　　　　B

图 3-3-2　离断网膜右静脉

（1）助手左手向腹壁及左侧牵引胃窦部，右手牵引胃网膜右血管及幽门下网膜组织。

（2）术者左手用器械按压胰腺帮助显露，右手完成清扫操作。

3. 脾动脉近段（No. 11p）清扫　清扫胰腺上缘，于根部开始向远端显露并清扫脾动脉至胃后血管（图 3-3-3）。

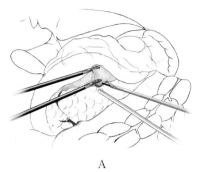
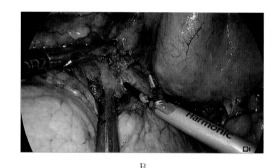

A   B

图 3-3-3 脾动脉近根部打开进入胰腺上缘

（1）助手左手器械钳夹胃左血管近胃小弯处，并向腹壁牵引挑起胃体中部，右手提起胰腺上缘网膜及淋巴组织帮助显露。

（2）术者左手用器械按压胰腺帮助显露，右手自内侧向外侧完成清扫操作。

4. 腹腔干周围（No. 7、9）清扫　清扫胃左动脉根部及其头侧腹主动脉表面至膈肌脚（图 3-3-4）。

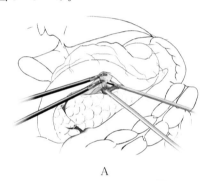
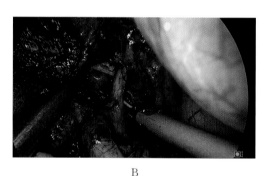

A   B

图 3-3-4 清扫胃左动脉周围淋巴结

（1）助手继续左手牵引胃左血管，右手提拉和牵引胰腺上缘清扫组织。

（2）术者左手用器械按压胰腺帮助显露，右手自左向右完成清扫操作。

5. 后入路肝总动脉前方（No. 8a）清扫　清扫肝总动脉前方及上方，显露门静脉并于根部切断胃左静脉（图 3-3-5）。

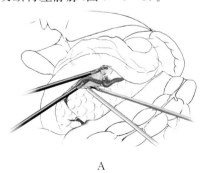
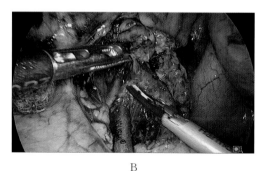

A   B

图 3-3-5 后入路清扫第 8 组淋巴结

(1) 助手左手继续牵引胃体中部(或胃窦部),右手挑起肝总动脉后,于肝总动脉后方(后入路)清扫第8组淋巴结,此方法能安全显露门静脉且完整清扫第8a组淋巴结。

(2) 术者左手用器械按压胰腺帮助显露,右手由内向外、由尾侧向头侧完成清扫操作。

6. 幽门上区域(No. 5)清扫 分离胃右动脉周围并于根部切断(图3-3-6),离断幽门上血管,游离十二指肠上缘。

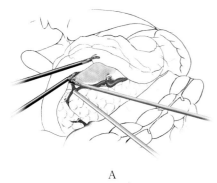
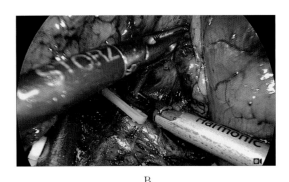

A   B

图3-3-6 切断胃右动脉

(1) 助手左手提起胃窦部,右手挑起幽门。

(2) 术者左手使用器械按压胰腺帮助显露,右手完成清扫操作。

(3) (可选择)离断十二指肠再行此处清扫,此时助手左手向左侧腹壁牵引胃残端,可充分显露胃右及肝固有动脉。

7. 肝十二指肠韧带区域(No. 12a)清扫 肝固有动脉表面及内侧清扫(图3-3-7)。

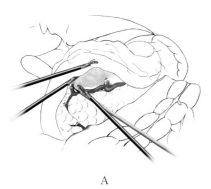
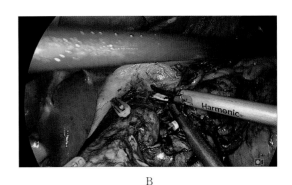

A   B

图3-3-7 清扫第12a组淋巴结

(1) 助手左手提起胃窦部,右手挑起幽门处。

(2) 术者左手使用器械按压胰腺帮助显露,右手完成清扫操作。

(3) (可选择)离断十二指肠后再行此处清扫。

8. 近端胃小弯侧(No. 1、3)清扫 游离近端胃小弯侧胃壁,切断肝胃韧带。

(1) 助手提起近端胃后壁,牵引小弯侧网膜组织并保持张力。

(2) 术者左手协助牵引网膜,右手完成小弯侧的裸化(图3-3-8)。对于肥胖病例,可考虑仅切断后层网膜,待十二指肠离断后于胃前壁切断前层网膜。

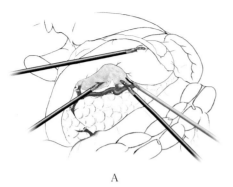
A

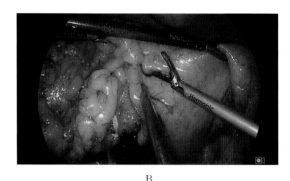
B

图 3‐3‐8　于胃后壁裸化近端胃小弯侧

9. 脾动脉远段(No. 11d)清扫　自近端向远端清扫脾动脉至脾门(图 3‐3‐9)。

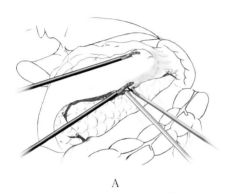
A

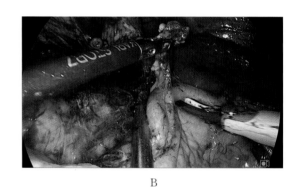
B

图 3‐3‐9　清扫远端脾动脉周围淋巴结

(1) 助手提起近端胃后壁,右手提起胰腺上缘淋巴、脂肪组织并保持张力。

(2) 术者左手用器械按压胰腺帮助显露,右手自内侧向外侧完成清扫操作。

10. 脾门淋巴结(No. 10)清扫　切断胃短血管,清扫脾门血管周围淋巴结(图 3‐3‐10)。

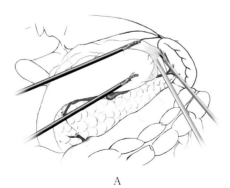
A

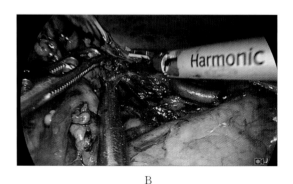
B

图 3‐3‐10　切断胃短血管、清扫脾门淋巴结

（1）助手提起近端胃后向右侧牵引，显露脾门。

（2）术者沿主干向分支去除脾门淋巴、脂肪组织，并于根部切断胃短血管。

11. 食管周围后纵隔淋巴结（No. 20、110、111、112）清扫

（1）助手左手挡肝或膈肌脚，右手牵引食管。

（2）术者左手牵引食管周围淋巴结组织，右手持器械进行淋巴结清扫（图 3‐3‐11）。

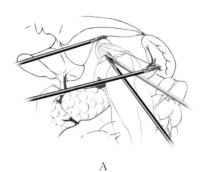
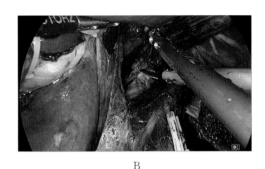

A   B

图 3‐3‐11　清扫食管周围淋巴结

三 淋巴结清扫技巧总结

（1）由于要兼顾脾门及胰腺上缘的清扫，术者的主操作孔一般都偏高、偏外侧，而助手的左手操作孔由于要放置引流，一般要求距肋缘 2～3 cm，以免术后疼痛。

（2）腹腔镜下 D_2 清扫的关键在于合理显露术野（即操作区域），这需要较稳定的团队以及较固定的清扫路程。在操作过程中，助手需一手（通常是左手）提拉组织完成显露，另一手帮助局部组织的提拉。术者的左手对于组织的按压也十分重要，尤其是在胰腺上缘的清扫过程中。

（3）可以通过有效悬吊肝脏及肝圆韧带来提高术野显露的效果。

（4）在操作过程中，术者左手或助手右手可持吸引器清理渗出及超声刀的烟雾，保持术野清晰。

（5）清扫过程中，可考虑于脾门、肝肾隐窝及尾状叶后方各置一块纱布，用于吸收术野的渗液或渗血。

（6）注意直视下操作的原则，超声刀"小口慢进"，注意震动刀头的角度，避免盲目冒进。局部的渗血可考虑纱布填压或以小块止血纱布覆盖。

（7）网膜清扫可分前后两叶进行，以免不必要的网膜出血，尤其是肥胖患者。

（8）对于显露困难的患者可在完成幽门上下清扫后离断十二指肠，再进行胰腺上缘及肝十二指肠韧带的清扫。

（9）胃网膜右静脉离断前需明确胰十二指肠上前静脉的位置，避免损伤造成胰腺断端的出血。

（10）对于第 8 组淋巴结肿大或疑似阳性的病例，可考虑行后入路（肝总动脉背侧入路）清扫该区域淋巴结。该入路能充分显露门静脉内侧及腔静脉前方的区域，不仅能更好地保护门静脉，而且能确保完整移除第 8a 甚至第 8p 组淋巴组织。

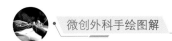

（11）食管周围淋巴结清扫过程中可能会造成一侧或双侧胸膜破裂，通常需要告知麻醉师相关情况，调整气道及气腹压力，使手术能继续进行且术后无需留置胸腔引流管。如需切除一侧胸膜，可考虑将腹腔引流头端放入胸腔。

【视频 3 - 1　　【视频 3 - 2
清扫汇总】　　小弯侧清扫】

（洪　军　王　健　蒿汉坤）

第 四 节
腹腔镜下胃十二指肠吻合术

■ 改良三角吻合（modified Delta-shaped anastomosis）

1. 切断十二指肠

（1）游离十二指肠残端 2～3 cm。

（2）助手右手将十二指肠提起并协助术者左手将其顺时针旋转 90°。

（3）术者右手持吻合器自十二指肠背侧向腹侧将其夹闭并切断（图 3 - 4 - 1），预留 1.5～2 cm 十二指肠残端。

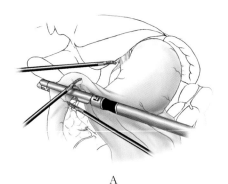
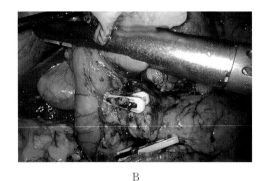

A　　　　　　　　　　　　　　　　　B

图 3 - 4 - 1　十二指肠旋转后离断

（4）助手左手可挡开肝脏或辅助旋转十二指肠。

（5）吻合前如留置胃管需及时退除。

（6）钉仓选择：白钉或蓝钉。

2. 切断胃

（1）术者右手持吻合器，分两次切断近段胃体，行远端胃大部切除（图 3 - 4 - 2）。

（2）断胃壁前可使用吻合器钳夹胃壁并向十二指肠方向拖拽以检测张力。

（3）术者左手及助手右手将胃壁向吻合器根部牵引以充分利用钉仓长度。

（4）钉仓选择：蓝钉。

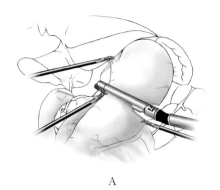

A

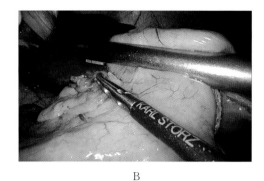

B

图 3 - 4 - 2 切断胃壁

3. 胃打孔

（1）助手右手提起胃壁大弯侧最低点尖角。

（2）术者右手持超声刀于胃大弯侧打孔，切除尖角（图 3 - 4 - 3）。也可打洞后不切除尖角，之后做牵引用。

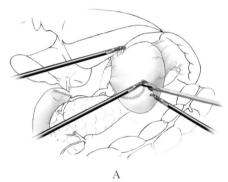

A

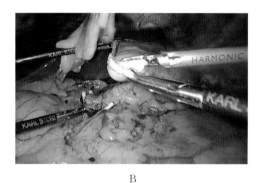

B

图 3 - 4 - 3 胃大弯侧打孔

4. 十二指肠打孔

（1）助手右手提起十二指肠后壁处尖角。

（2）术者右手持超声刀在十二指肠后壁残端打孔，切除尖角（图 3 - 4 - 4）。也可打洞后不切除尖角，之后作牵引用。

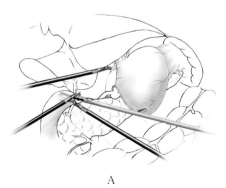

A

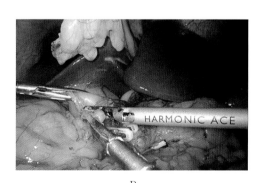

B

图 3 - 4 - 4 十二指肠后壁残端打孔

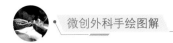
5. 吻合

(1) 吻合器钉仓咬合面(粗头)置入胃并向十二指肠残端牵引。

(2) 吻合器钉砧咬合面(细头)置入十二指肠后夹闭(注意需保持两侧打孔处对齐)(图3-4-5)。

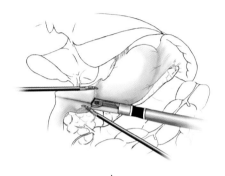
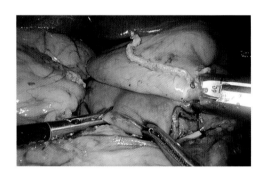

A   B

图3-4-5 翻转胃、十二指肠残端待"V"形吻合

(3) 术者左手帮助逆时针翻转十二指肠残端(保证十二指肠残端血供)。

(4) 助手帮助翻转胃残端(保证胃壁残端血供)。

(5) 吻合长度45~60 mm(可通过插入的吻合器长度调节)。

(6) 钉仓选择:蓝钉(以强生公司爱惜康为例)。

6. 检查

(1) 展开共同开口,检查"V"形吻合口是否通畅,断面是否有出血,并及时处理(图3-4-6)。

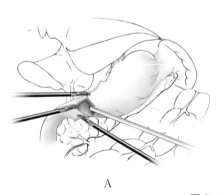
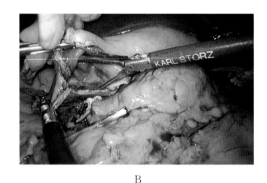

A   B

图3-4-6 检查吻合线

(2) 如需留置胃管,此时可考虑直视下操作。

7. 关闭共同开口

(1) 术者左手和助手左手分别提起"V"形吻合口两侧顶点。

(2) 助手右手提起十二指肠前壁残端尖角。

(3) 术者右手持吻合器关闭共同开口同时切除十二指肠残端(图3-4-7)。

(4) 钉仓选择:蓝钉。

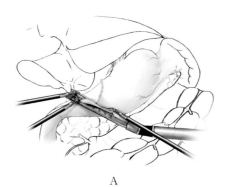
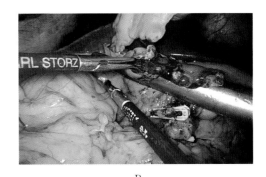

A   B

图 3 - 4 - 7   关闭共同开口,同时切除十二指肠残端

8. 置负压引流管   完成检查后,于吻合口后方留置负压引流管 1 根(图 3 - 4 - 8)。

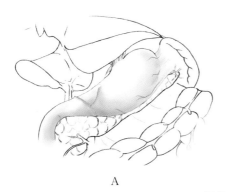
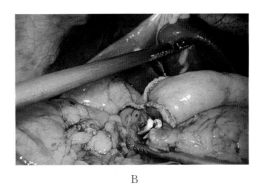

A   B

图 3 - 4 - 8   吻合完成

二 经典三角吻合(Delta-shaped anastomosis)

第 1~6 步骤同前文"改良三角吻合"。

7. 关闭共同开口

(1)术者左手和助手右手分别提起"V"形吻合口两侧顶点。

(2)助手左手可提起共同开口上缘(胃壁)或挡开肝脏。

(3)术者右手持吻合器关闭共同开口(图 3 - 4 - 9)。

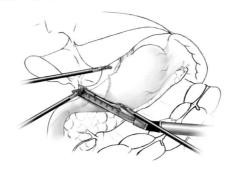

图 3 - 4 - 9   关闭共同开口,不切除十二指肠残端

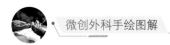

（4）钉仓选择：蓝钉。

8. 完成后检查（图3－4－10）

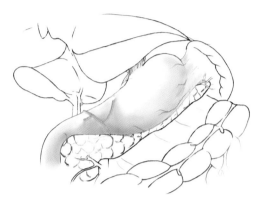

图3－4－10　三角吻合

（1）吻合断端活动性出血可以电凝止血或用可吸收夹夹闭，渗血可用可吸收止血纱（速即纱）布覆盖以止血。

（2）必要时缝合加固或补瘘（无需常规缝合）。

（3）于吻合后方留置负压引流管1根。

三　自牵引后离断三角吻合（self-pulling & latter transected Delta-shaped gastroduodenostomy：Delta SPLT）

1. 自牵引　结扎幽门远端用于牵引（图3－4－11）。

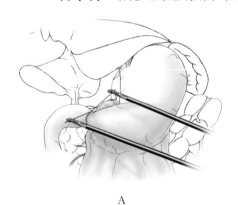
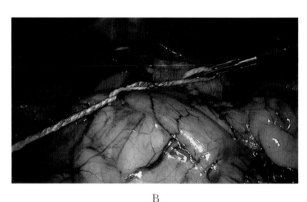

A　　　　　　　　　　　　　　　　B

图3－4－11　结扎十二指肠

2. 十二指肠打孔

（1）术者左手或助手右手向左下腹牵引十二指肠显露其背侧。

（2）术者右手持超声刀于幽门下方1～2 cm处十二指肠上后壁打孔（图3－4－12）。

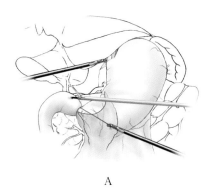

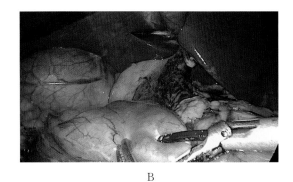

A   B

图 3‑4‑12　十二指肠球部打孔

3. 切断胃

（1）术者右手持吻合器分两次切断远端胃大部（切断胃前检测张力）（图 3‑4‑13）。

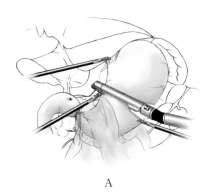

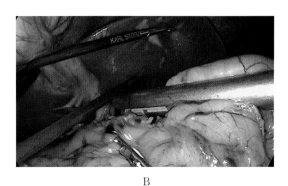

A   B

图 3‑4‑13　切断胃壁

（2）钉仓选择：蓝钉。

4. 胃打孔

（1）助手提起胃壁大弯侧最低点尖角。

（2）术者右手持超声刀在残胃大弯侧打孔，切除尖角（图 3‑4‑14）。也可打洞后不切除尖角，之后作牵引用。

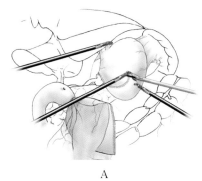

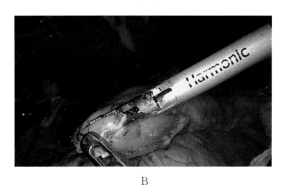

A   B

图 3‑4‑14　残胃大弯侧打孔

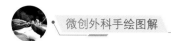

5. 吻合

（1）术者右手持吻合器,将钉仓咬合面(粗头)置入胃腔后夹闭,向十二指肠处牵引。

（2）通过结扎线向左侧牵引十二指肠。

（3）将钉砧咬合面(细头)置入十二指肠后夹闭(图3-4-15)。

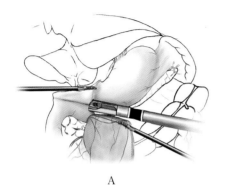
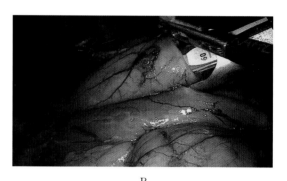

A   B

图3-4-15　自牵引状态下胃十二指肠"V"形吻合

（4）助手右手帮助翻转胃残端(保证胃壁残端血供)。

（5）吻合长度45～60 mm。

（6）钉仓选择:蓝钉。

6. 检查

（1）向下牵引十二指肠,助手协助展开共同开口。

（2）检查"V"形吻合口是否通畅,断面是否有出血,并及时处理(图3-4-16)。

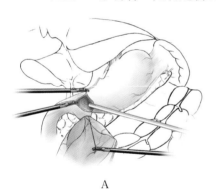
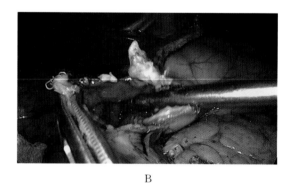

A   B

图3-4-16　检查吻合线

（3）可考虑此时直视下留置胃管。

7. 后离断　关闭共同开口(图3-4-17)。

（1）助手右手向下牵引十二指肠,左手提起共同开口上缘胃壁。

（2）术者左手提起背侧吻合线顶点,右手持吻合器关闭共同开口。

（3）钉仓选择:蓝钉。

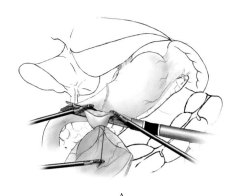

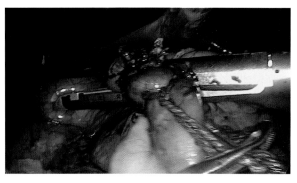

A   B

图 3-4-17　切除共同开口,同时离断十二指肠

8. 完成后检查　检查术野无异常,于吻合口后方放置引流管(图 3-4-18)。

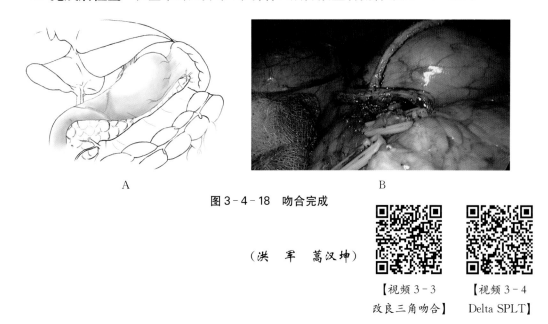

A   B

图 3-4-18　吻合完成

（洪　军　蒿汉坤）

【视频 3-3　　　　　【视频 3-4
改良三角吻合】　　 Delta SPLT】

第 五 节
腹腔镜下胃空肠吻合术

一 近端胃空肠吻合(Billroth-Ⅱ/Roux-en-Y/uncut Roux-en-Y)

1. 贴胰腺切断十二指肠

（1）助手提起胃窦及网膜。

（2）术者右手持吻合器夹闭、切断十二指肠(图 3-5-1)。

（3）钉仓选择:白钉。

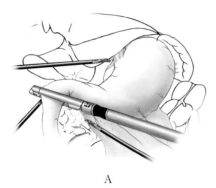
A

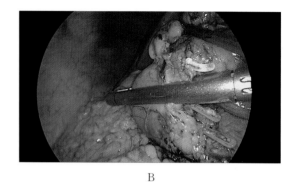
B

图 3 - 5 - 1　离断十二指肠

2. 切断胃

（1）术者右手持吻合器，行远端胃大部切除或次全切除（图 3 - 5 - 2）（断胃前如留置胃管需及时退除）。

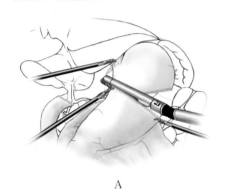
A

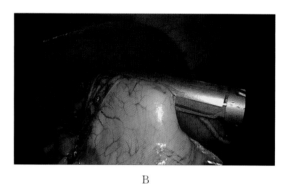
B

图 3 - 5 - 2　离断胃壁

（2）术者左手及助手右手将胃壁向吻合器根部牵引。

（3）钉仓选择：蓝钉。

3. 胃打孔

（1）助手右手提起胃壁大弯侧最低点尖角。

（2）术者右手持超声刀在残胃上打孔，切除尖角（图 3 - 5 - 3）。也可打洞后不切除尖角，之后作牵引用。

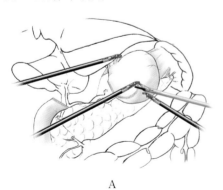
A

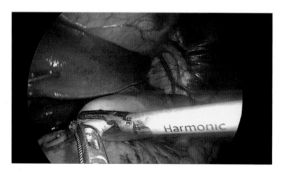
B

图 3 - 5 - 3　残胃打孔

4. 小肠打孔

（1）助手左手提起距屈氏韧带 25～30 cm 处空肠对系膜缘。

（2）术者左手提起近端空肠与助手左手形成张力,拉直小肠。

（3）术者右手持超声刀于距屈氏韧带 20～25 cm 处空肠对系膜缘打孔（图 3-5-4）。

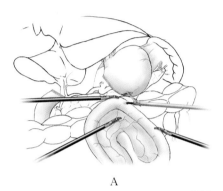
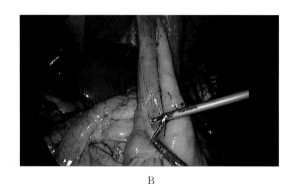

A   B

图 3-5-4　空肠对系膜缘打孔

5. 吻合

（1）术者或助手右手持吻合器将钉仓咬合面（粗头）置入空肠,并向残胃牵引,将钉砧咬合面（细头）置入残胃后夹闭。行空肠-胃大弯侧侧-侧吻合（图 3-5-5）。

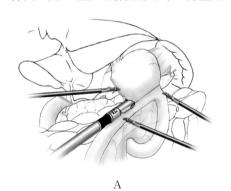
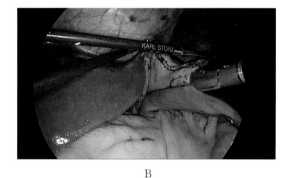

A   B

图 3-5-5　胃肠侧-侧吻合

（2）助手左手提残胃断端,术者左手提远端空肠,均向右下腹牵引,保持吻合器不脱出。

（3）吻合长度 50～60 mm。

（4）钉仓选择:蓝钉。

6. 检查

（1）检查"V"形吻合口是否通畅,断面是否出血,并及时处理（图 3-5-6）。

（2）可考虑此时直视下留置胃管。

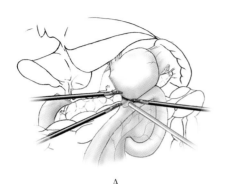
A

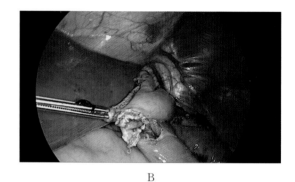
B

图 3-5-6 检查吻合线

7. 关闭共同开口

（1）术者左手及助手右手提起"V"形吻合口切线两端。

（2）助手左手提起共同开口上缘（胃壁）。

（3）术者右手持吻合器关闭共同开口（图 3-5-7）。

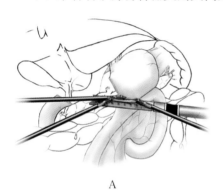
A

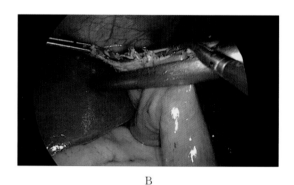
B

图 3-5-7 关闭共同开口

（4）钉仓选择：蓝钉。

8. 完成后检查 见图 3-5-8。

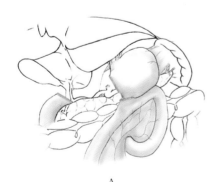
A

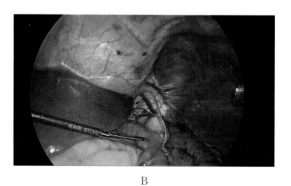
B

图 3-5-8 吻合完成

三　远端胃空肠吻合（双通道，double-tract）

1. 切断胃

（1）术者右手持吻合器，于胃中段切断胃（图3-5-9）。

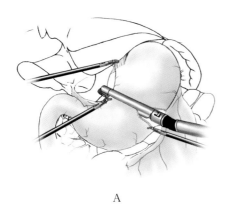
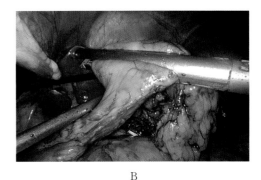

A　　　　　　　　　　　　　　B

图3-5-9　切断胃壁

（2）术者左手及助手右手将胃壁向吻合器根部牵引。

（3）钉仓选择：蓝钉。

2. 空肠打孔
于食管空肠吻合口远端15 cm处小肠对系膜缘处打孔（图3-5-10）。

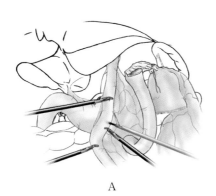
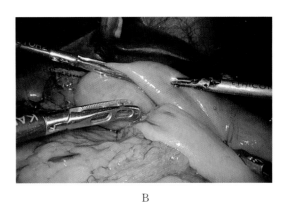

A　　　　　　　　　　　　　　B

图3-5-10　小肠无功能襻对系膜缘打孔

3. 胃打孔

（1）术者左手或助手右手提起胃壁大弯侧最低点尖角。

（2）术者右手持超声刀于残胃大弯侧打孔，切除尖角（图3-5-11）。也可打洞后不切除尖角，之后作牵引用。

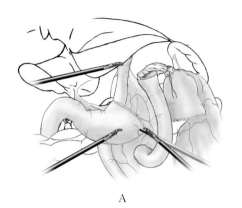

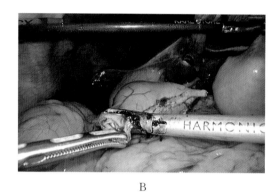

A   B

图 3‑5‑11 残胃大弯侧打孔

4. 胃肠吻合

（1）术者右手持吻合器将钉仓咬合面（粗头）置入空肠，并向残胃牵引，将钉砧咬合面（细头）置入残胃后夹闭。行空肠‑胃后壁侧‑侧吻合（图 3‑5‑12）。

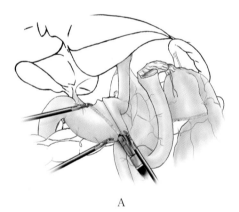

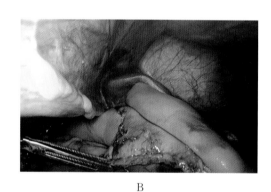

A   B

图 3‑5‑12 胃肠侧‑侧吻合

（2）钉仓选择：蓝钉。

5. 关闭共同开口

（1）术者左手及助手右手提起"V"形吻合口切线两端。

（2）术者右手持吻合器关闭共同开口（图 3‑5‑13）。

（3）钉仓选择：蓝钉。

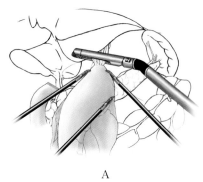

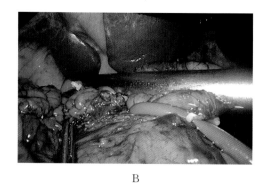

A B

图 3‑6‑1 离断食管

2. 食管打孔

（1）术者左手或助手右手提起食管断端左侧尖角（也可选择右侧）。

（2）术者右手持超声刀于食管断端打孔，切除尖角（图 3‑6‑2）。也可打洞后不切除尖角，之后作牵引用。

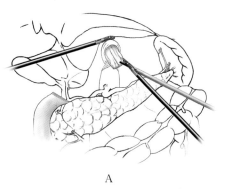

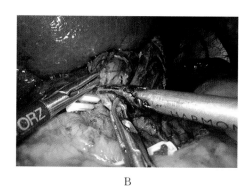

A B

图 3‑6‑2 食管断端打孔

3. 游离空肠系膜

（1）切断距屈氏韧带下方约 20 cm 处空肠（图 3‑6‑3）。

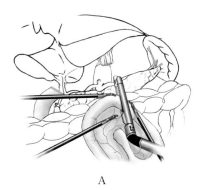

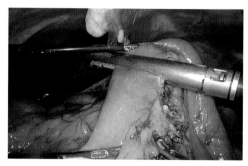

A B

图 3‑6‑3 离断空肠

（2）钉仓选择：白钉。

4. 空肠打孔

（1）助手左手向头侧牵引远端空肠残端。

（2）助手右手及术者左手协助展开空肠。

（3）术者右手持超声刀于小肠对系膜缘打孔（距离残端约6 cm）（图3-6-4）。

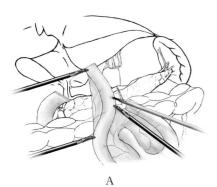
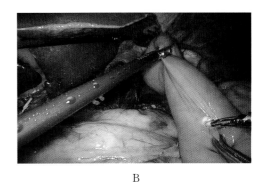

A   B

图3-6-4　远端空肠打孔

5. 食管空肠吻合

（1）术者右手持吻合器将钉仓咬合面（粗头）置入空肠,并向食管牵引,将钉砧咬合面（细头）置入食管后夹闭。行空肠食管侧-侧吻合（图3-6-5）。

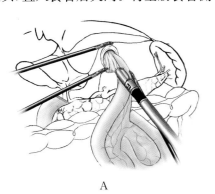
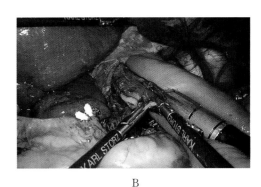

A   B

图3-6-5　食管空肠侧-侧吻合

（2）术者左手及助手右手协助牵引空肠及食管远端,避免吻合器脱出。

（3）钉仓选择：蓝钉。

6. 检查

（1）术者及助手右手拉开"V"形吻合口切线两端。

（2）术者左手持吸引器检查"V"形吻合口是否通畅,断面是否有出血（图3-6-6）,并及时处理。可考虑此时直视下留置胃管（常规可不留置）。

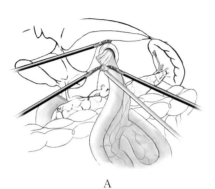
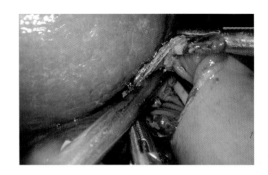

A   B

图 3‑6‑6　检查食管空肠吻合线

7. 关闭共同开口

（1）术者左手及助手右手提起"V"形吻合口切线两端。

（2）术者右手持吻合器关闭共同开口（图 3‑6‑7）。

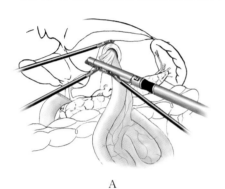
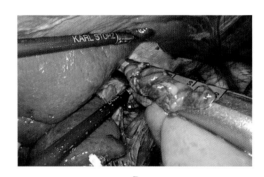

A   B

图 3‑6‑7　关闭食管空肠吻合共同开口

（3）钉仓选择：蓝钉。

8. 完成后检查　见图 3‑6‑8。

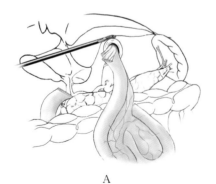
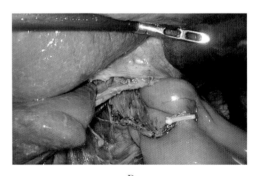

A   B

图 3‑6‑8　食管空肠吻合完成

二 功能性端-端吻合（functional end-to-end anastomosis，FETE）

1. 切断食管及空肠 步骤同前文"食管空肠顺蠕动侧-侧吻合"。

2. 食管打孔

（1）术者左手或助手右手提起食管断端右侧尖角。

（2）术者右手持超声刀于食管断端打孔，切除尖角（图 3 - 6 - 9）。也可打洞后不切除尖角，之后作牵引用。

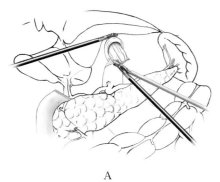
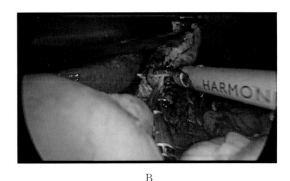

A   B

图 3 - 6 - 9 食管断端打孔

3. 食管空肠吻合

（1）术者右手持吻合器将钉仓咬合面（粗头）置入空肠，并向食管牵引，将钉砧咬合面（细头）置入食管后夹闭，行空肠食管侧-侧吻合（图 3 - 6 - 10）。

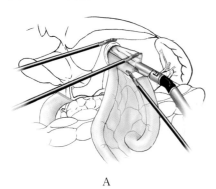
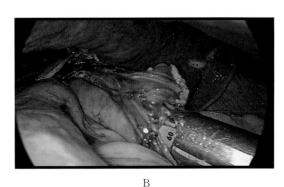

A   B

图 3 - 6 - 10 食管空肠逆蠕动侧-侧吻合

（2）术者左手及助手右手协助牵引空肠及食管远端，避免吻合器脱出。

（3）钉仓选择：蓝钉。

4. 检查

（1）术者及助手右手拉开"V"形吻合口切线两端。

（2）术者左手持吸引器检查"V"形吻合口是否通畅，断面是否出血，并及时处理（图 3 - 6 - 11）。

（3）可考虑此时直视下留置胃管（常规可不留置）。

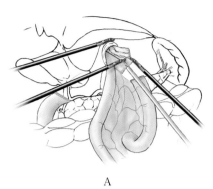
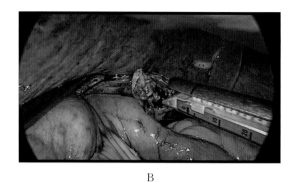

A   B

图 3‑6‑11　检查吻合线

5. 关闭共同开口

（1）术者双手提起"V"形吻合口切线两端。

（2）助手右手持吻合器关闭共同开口，也可由术者关闭（图 3‑6‑12）。

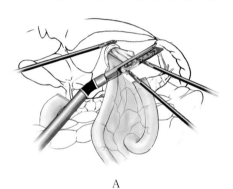
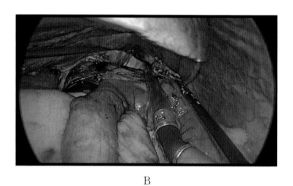

A   B

图 3‑6‑12　关闭食管空肠吻合共同开口

（3）钉仓选择：蓝钉。

6. 完成后检查　见图 3‑6‑13。

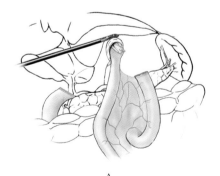
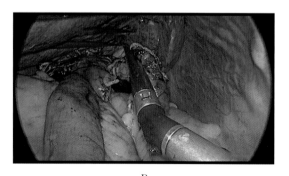

A   B

图 3‑6‑13　食管‑空肠逆蠕动吻合完成状态

三 自牵引后离断食管空肠吻合术（self-pulling and latter transected esophagojejunostomy，SPLT）

1. 自牵引状态下结扎食管下段
（1）助手将胃向下腹腔牵拉。
（2）术者于贲门上（胃体肿瘤）或肿瘤上缘（食管胃结合部肿瘤）结扎食管（图3-6-14）。

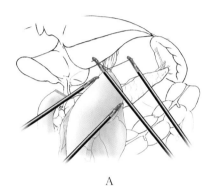
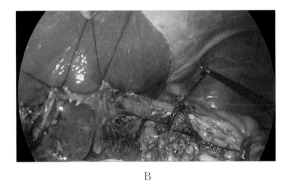

A   B

图3-6-14 结扎食管下端

2. 自牵引状态下食管打孔
（1）助手左手挡肝脏，右手通过牵引线将食管向左下腹及腹壁方向牵拉。
（2）术者右手牵引食管，左手挡开胃。
（3）助手左手挡开肝脏，右手持超声刀于结扎线近端2～3 cm处食管右后壁打孔（图3-6-15）。

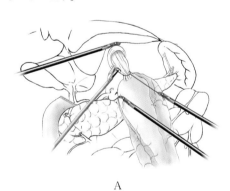
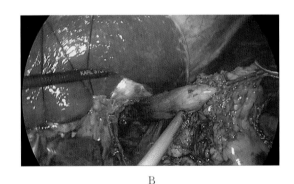

A   B

图3-6-15 食管下端右后壁打孔

3. 游离小肠系膜
（1）术者左手及助手双手展开小肠及其系膜。
（2）切断部分系膜血管后松解系膜张力（图3-6-16）。

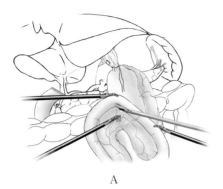
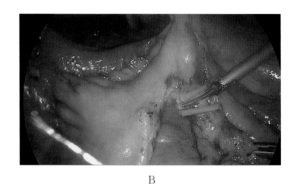

A   B

图 3-6-16　游离空肠系膜

4. 小肠打孔

（1）助手左手提起拟打孔处（距屈氏韧带 15～20 cm）小肠远端，术者左手提起近端。

（2）术者右手持超声刀于系膜游离处近端小肠对系膜缘打孔（图 3-6-17）。

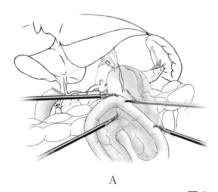
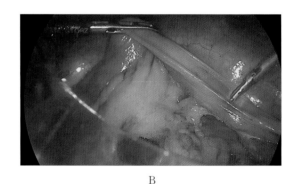

A   B

图 3-6-17　空肠对系膜缘打孔

5. 吻合-1

（1）助手左手挡开肝脏，右手牵引食管。

（2）术者右手持吻合器将钉仓咬合面（粗头）置入空肠后向食管侧牵引，左手提空肠近端（避免滑脱）（图 3-6-18）。

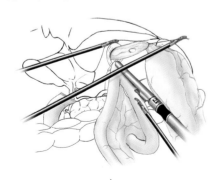
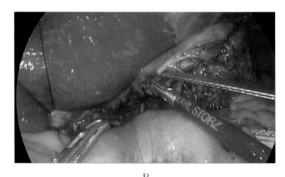

A   B

图 3-6-18　食管自牵引状态下将吻合器插入空肠后向食管靠拢

6. 吻合-2

(1) 助手左手挡开肝脏或膈肌角,右手牵引食管。

(2) 术者右手持吻合器将钉砧咬合面(细头)置入食管后咬合,左手提空肠近端(避免滑脱)(图3-6-19)。

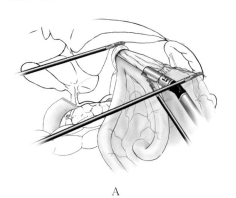
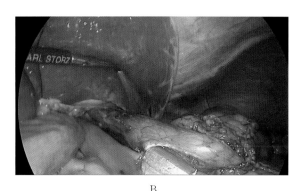

A　　　　　　　　　　　　　　B

图3-6-19　自牵引状态下食管空肠侧-侧吻合

(3) 钉仓选择:蓝钉。

7. 吻合前检查

(1) 助手左手挡开肝脏,右手牵引食管。

(2) 术者右手持吻合器咬合(不激发),左手持器械将右侧膈肌角挡开,检查吻合器头端是否戳破空肠(图3-6-20),确认后激发。

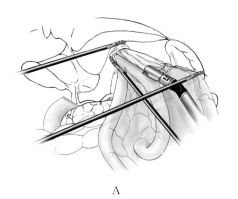
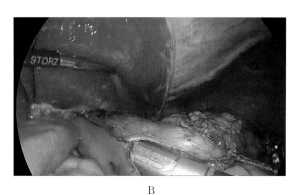

A　　　　　　　　　　　　　　B

图3-6-20　检查空肠是否被吻合器戳破

8. 吻合后检查

(1) 助手左手挡开肝脏,右手牵引食管。

(2) 术者左手挡开吻合口前壁,右手持吸引器进入腔内检查"V"形吻合线(图3-6-21)。

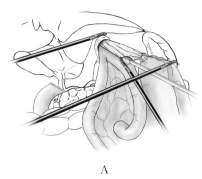
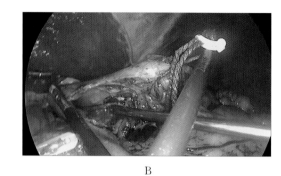

A 　　　　　　　　B

图 3-6-21　检查吻合线

9. 后离断切除共同开口的同时切断食管及空肠

（1）术者右手牵引食管。

（2）助手右手持吻合器折角后，经小肠系膜裂孔横向插入并咬合食管及空肠后激发（图 3-6-22）。

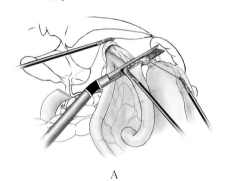
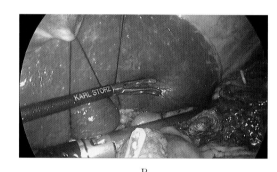

A 　　　　　　　　B

图 3-6-22　切除共同开口，同时离断食管及空肠

（3）术者左手调整并确认前后吻合线错开。

（4）钉仓选择：蓝钉。

10. 完成后检查　见图 3-6-23。

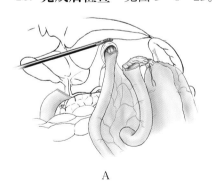
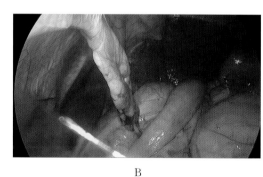

A 　　　　　　　　B

图 3-6-23　吻合完成

（洪　军　王　健　蒿汉坤）

【视频 3-
EJ-Overla
吻合】

【视频 3-8
EJ 吻合
FETE】

【视频 3-9
EJ 吻合 SPL

第 七 节
腹腔镜下空肠空肠吻合术

一、Braun 吻合

1. 空肠打孔 距胃肠吻合口下方 10 cm 处分别在输入及输出袢对系膜缘打孔(图 3 - 7 - 1)。

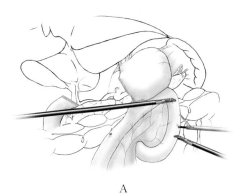
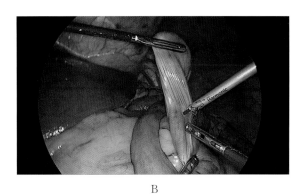

A   B

图 3 - 7 - 1 空肠打孔

2. 吻合

(1) 术者右手持吻合器自头侧向尾侧行空肠空肠侧-侧吻合(图 3 - 7 - 2)。

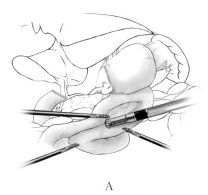
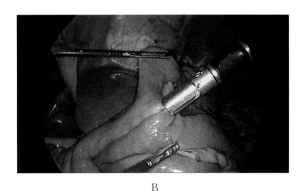

A   B

图 3 - 7 - 2 空肠侧-侧吻合

(2) 术者及助手左手分别牵拉输入袢及输出袢开口处,避免吻合器脱出。

(3) 助手右手牵拉输入袢近端,避免空肠被吻合器戳穿。

(4) 钉仓选择:白钉。

3. 关闭共同开口

(1) 助手双手及术者左手提起共同开口。

(2) 术者右手持吻合器关闭共同开口(图 3 - 7 - 3)。

（3）钉仓选择：白钉。

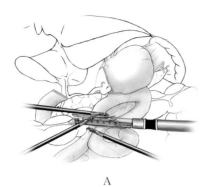

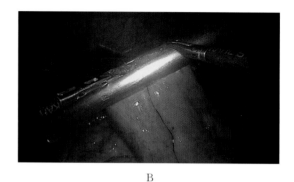

A   B

图 3 - 7 - 3　关闭空肠吻合共同开口

4. 完成后检查　见图 3 - 7 - 4。

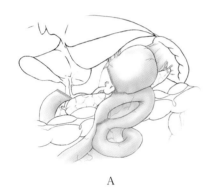

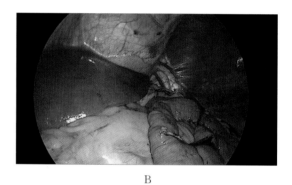

A   B

图 3 - 7 - 4　Braun 吻合完成

■ 非离断 Roux - en - Y 吻合的空肠空肠吻合

（1）完成一个输出袢 25～35 mm 长的 Braun 吻合（图 3 - 7 - 5）。

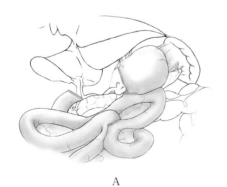

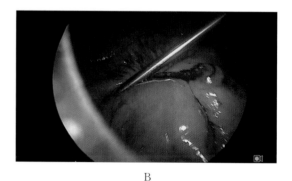

A   B

图 3 - 7 - 5　完成输出袢较长的 Braun 吻合

（2）于胃肠吻合口近端约 5 cm 处阻断输入袢（图 3 - 7 - 6）。

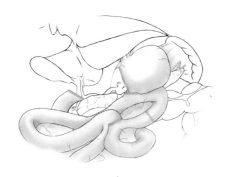
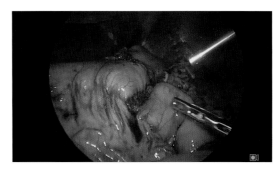

A　　　　　　　　　　　　　　　　　　　　B

图 3‑7‑6　输入袢近胃肠吻合口处阻断且不离断空肠

三 食管空肠 Roux‑en‑Y 吻合的空肠空肠吻合

1. 空肠空肠"V"形吻合

（1）术者右手持吻合器将钉仓咬合面（粗头）先置入输入袢后向输出袢牵引,并将钉砧咬合面（细头）置入输出袢（图 3‑7‑7）。

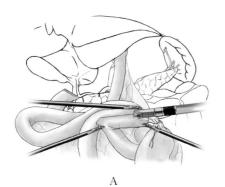
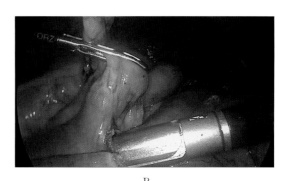

A　　　　　　　　　　　　　　　　　　　　B

图 3‑7‑7　Roux‑en‑Y 空肠侧‑侧吻合

（2）术者左手及助手左手分别提起输入袢远端及输出袢近端,避免吻合器脱出。

（3）助手右手牵引吻合器头端输入袢肠壁,避免吻合器戳穿肠道。

（4）钉仓选择:白钉。

2. 关闭共同开口

（1）助手提起共同开口后壁。

（2）术者右手持吻合器切除共同开口（图 3‑7‑8）。

（3）术者左手及助手右手协助调整肠道,尽可能保留肠壁组织,避免肠腔狭窄。

（4）钉仓选择:白钉。

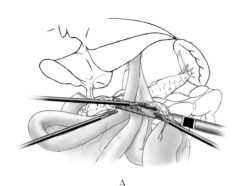
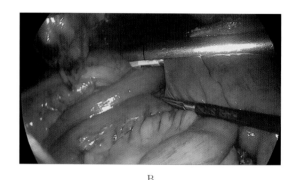

A   B

图 3 - 7 - 8   Roux - en - Y 关闭空肠吻合口共同开口

3. 完成后检查   见图 3 - 7 - 9。

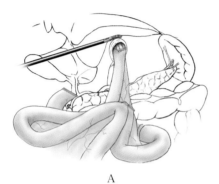
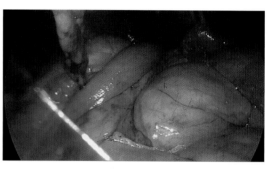

A   B

图 3 - 7 - 9   Roux - en - Y 空肠吻合完成

【视频 3 - 10   【视频 3 - 11
JJ 吻合 Uncut】   JJ 吻合 Roux -
                               en - Y】

（洪　军　王　健　蒿汉坤）

第八节
腹腔镜下肠内重建吻合技巧总结

（1）我们将胃切除腔内吻合流程按不同的吻合口独立成节。不同的术式其实就是不同吻合口的组合,我们希望通过这种形式帮助读者更宏观地理解腔内吻合,更自由、合理地选择适合的吻合方式。

（2）选择合适的钉仓：通常断胃（食管）或胃、食管及空肠间的吻合时选择蓝钉；离断十二指肠（小肠）或十二指肠及小肠间的吻合时选择白钉。

（3）在吻合过程中及术后通常不留置胃管。对于需常规留置胃管的团队，在吻合开始前，务必提醒麻醉师将胃管拔除或退至食管内。

（4）避免吻合张力，保证吻合肠道血供：以三角吻合为例，在胃离断前将吻合器夹闭预离断处胃壁，并向十二指肠处拖拽测试张力；行 SPLT 吻合时，常规处理 Roux 袢小肠系膜（切断 1～2 支二级血管，保留血管弓）。

（5）严格的质控步骤：在吻合完成前检查吻合器是否戳穿肠道，是否进入黏膜下假道；在吻合完成后通过共同开口检查腔内吻合线的情况；关闭共同开口时，确保前后吻合线包含于吻合器内；关闭完成后，检查腔外吻合线是否有出血，如有出血应及时钳夹或电凝止血。

（6）吻合过程中，通常将吻合器的钉仓咬合面（粗头）先置入组织，然后将该组织向另一组织侧拖动，再将吻合器"细头"置入另一组织。一是考虑"细头"比较容易置入，可以降低吻合难度；二是因为在拖动组织的过程中，"细头"通常更容易戳穿组织，造成副损伤。

（7）关闭共同开口时，避免切除过多组织造成输出道狭窄或不畅，通常共同开口与吻合器边缘平齐即可，避免过多的黏膜翻出。

（8）根据经验，顺蠕动或逆蠕动吻合暂无明显功能上的差异；共同开口的关闭方向（是否形成标准的三角吻合）也没有明显功能性差异；关闭共同开口时，将前后吻合线错开，则会形成一个类似的三角吻合，可以增加吻合口径。

（9）通常不需加固或包埋吻合口或十二指肠残端。可选择以倒刺线关闭系膜裂孔。

（10）由于腔镜下长度判断不准确，可通过置入相应长度的丝线来测量肠道，以保证吻合口的大小及各吻合口间的距离。

（洪　军　蒿汉坤）

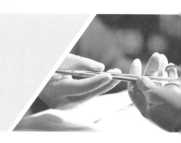

第四章
腹腔镜下结直肠切除术

腹腔镜的应用相较于开放性手术对于结直肠肿瘤手术患者的技术安全性较早期就得到高级别循证医学证据的支持,在快速康复方面更是体现出其优势。随着美国国立综合癌症网络(National Comprehensive Cancer Network,NCCN)将腹腔镜技术纳入临床实践,为腹腔镜技术在结直肠病患者中的推广与普及进一步奠定了理论基础及依据。

近年来,基于解剖的进一步认知及3D腹腔镜等硬件的开发应用,腹腔镜结直肠癌技术在以下方面取得的创新较为瞩目。

一 清扫规范

手术原则包括以血管根部为导向的D_2淋巴结清扫原则,对于中低位直肠癌患者的全直肠系膜切除(total mesorectal excision,TME)原则,及相应的结肠癌患者的完整结肠系膜切除(complete mesocolic excision,CME)原则等。这些清扫原则的提出与规范,一方面为腹腔镜技术在结直肠肿瘤患者中开展提供了技术安全性(根治性)可普及的实践标准;另一方面也体现出腹腔镜技术对于膜的解剖的放大可视化空间优势。

二 手术入路

手术入路包括左、右半结肠根治术的头侧、尾侧、中间、外侧、混合入路等,以及目前的热点:经肛全直肠系膜切除术(TaTME)。各式手术入路各有优缺点,切忌为开展某入路而开展。根据不同肿瘤患者的情况灵活选择合理的入路,以达到根治手术的目的,实为上策。

三 腔内重建

区别于以往在小切口下应用管状吻合器为主完成的结肠癌手术消化道重建,应用直线切割缝合器完成结肠癌患者腔内消化道重建技术也得到较快的发展和应用,包括功能性端端(FETE)法及Overlap式等,作为真正意义上的完全腹腔镜结肠癌根治术,具有更微创及从理论上而言恢复更快的优势,其安全性及应用前景值得进一步的循证认证及实践。

四 减孔免切口

随着腹腔镜技术在结直肠癌根治术中的发展应用成熟,减孔腹腔镜结肠直肠切除术(reduced port laparoscopic colorectomy,RPLC)及经自然腔道取标本手术(natural orifice specimen extraction surgery，NOSES)逐渐进入外科医师的视线。就目前发展阶段而言,减孔及免切口美容优势明显,但其无菌、无瘤的安全性评估及适应证的把控尚需进一步的循证认证及实践规范。

五　功能保护

　　腹腔镜镜头可以伸入狭小的空间,且配合 30°角的应用,可以将开放手术难以观察到的神经血管束放大,以达到重要神经及血管精准解剖、追踪、保留等目的,尤其在盆底等狭小空间中,配合适度牵拉暴露,其操作仍可做到可视化。腹腔镜下 TME/TaTME 结合经肛门内外括约肌间切除(inter sphincter resection，ISR)、改良 Bacon 等术式,将低位保肛更是发挥到极致。同时,基于膜的解剖基础,腹腔镜下找到良好的手术操作平面除了根治方面的重要意义,也避免了相邻其他脏器、神经、血管的损伤。故而,微创结直肠肿瘤根治的理念并不在于切口的大小,其安全性及快速恢复方面的优势正逐步体现,而其在功能的保护与保留这一方面的作为更是将来的发展所趋。

（王雅平　葛汉坤）

第 一 节
腹腔镜下右半结肠切除术

一　术前准备

1. 体位及器械摆放(图 4 - 1 - 1A)

(1) 平卧分腿位,头低脚高 30°,左倾 15°～20°。

(2) 显示器位于患者右前方。

(3) 术者位于患者两腿之间,助手及扶镜手位于患者左侧。

(4) 器械护士位于术者左侧。

(5) 能量平台位于助手后方。

2. 穿刺位置(图 4 - 1 - 1B)

(1) 绕脐左上切口,置入 10 mm 穿刺套管作为腹腔镜观测孔(之后延长该切口取标本)。

(2) 中下腹偏左侧置入 12 mm 主操作穿刺套管(注意与脐周穿刺套管的距离,避免影响操作)。

(3) 右下腹近麦氏点置入 5 mm 穿刺套管(注意避免损伤腹壁下血管,该穿刺孔用于术后留置引流)。

(4) 左上腹及中上腹置入两处 5 mm 穿刺套管(助手用)。

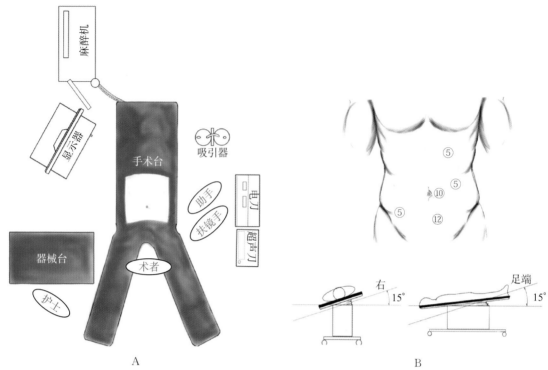

图 4-1-1 术者站位、患者体位及穿刺套管布局

三 清扫流程

1. 尾侧入路游离右半结肠

（1）游离回盲部

1）助手使用抓钳将回盲部及末端回肠向左头侧牵引，显露肠系膜与后腹膜融合处。

2）术者右手持超声刀切开融合后进入并展开 Toldt 间隙（图 4-1-2）。

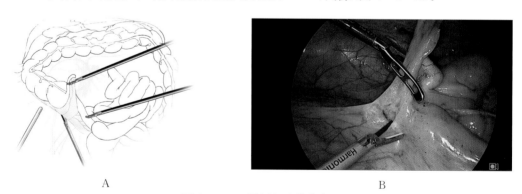

图 4-1-2 尾侧入路游离盲肠

（2）显露十二指肠及胰头

1）助手使用抓钳将回盲部及升结肠向左侧牵引。

2) 展开 Toldt 间隙,显露十二指肠圈及胰头(图 4-1-3)。

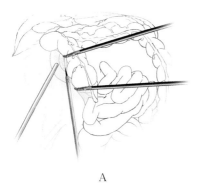
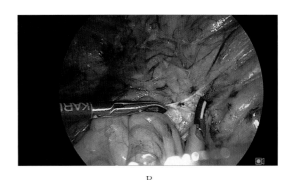

A　　　　　　　　　　　　　　　　　　B

图 4-1-3　胃侧入路游离升结肠

(3) 松解肝曲,注意保护胆囊及十二指肠(图 4-1-4)。

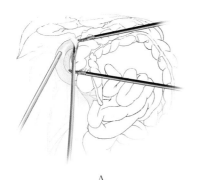
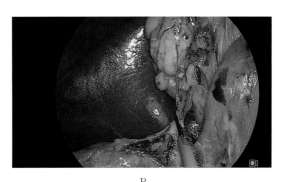

A　　　　　　　　　　　　　　　　　　B

图 4-1-4　尾侧入路松解肝曲、显露胰头

2. 中央入路显露回结肠血管

(1) 更改体位:头高脚低(15°～30°),左倾 15°。

(2) 助手右手提起回结肠血管(如不易辨认时可提起盲肠),左手向头侧挡开横结肠,展平右半结肠系膜。

(3) 术者右手持超声刀于回结肠血管下方切开系膜后进入 Toldt 间隙(图 4-1-5)。

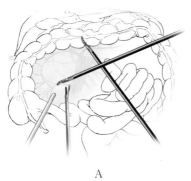
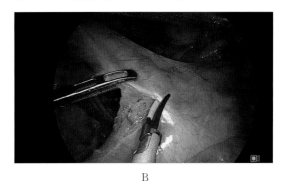

A　　　　　　　　　　　　　　　　　　B

图 4-1-5　中央入路切开结肠系膜

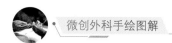

3. 显露肠系膜上静脉（SMV）后于根部离断回结肠动静脉 见图 4-1-6。

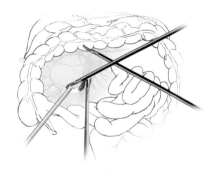
A

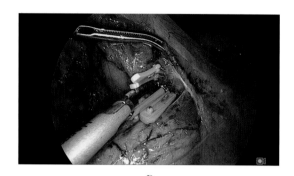
B

图 4-1-6 解剖回结肠血管根部、显露肠系膜上静脉

4. 离断副右结肠静脉 向头侧清扫肠系膜上静脉表面至胃结肠共干，显露副右结肠静脉后离断（图 4-1-7）。

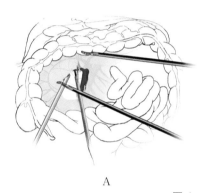
A

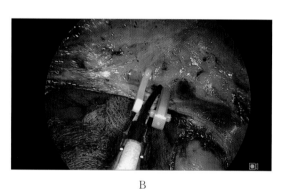
B

图 4-1-7 显露离断副右结肠根部

5. 离断结肠系膜

（1）继续向头侧清扫肠系膜上静脉表面至中结肠动静脉（或右结肠动静脉），显露右支后于根部离断。

（2）于横结肠中段切断系膜（图 4-1-8）。

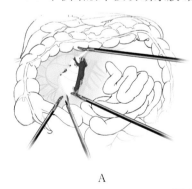
A

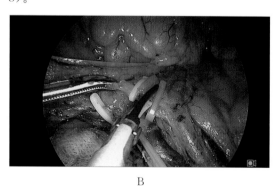
B

图 4-1-8 离断中结肠血管右支

6. 离断大网膜

（1）助手右手提起胃大弯侧，左手牵引大网膜。

（2）术者左手牵引网膜，右手持超声刀切断右半大网膜（图4-1-9）。如为肝曲肿瘤需切断网膜右血管，裸化大弯侧胃壁。

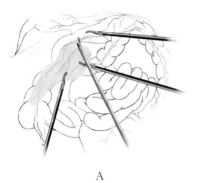
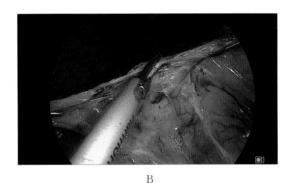

A

B

图4-1-9　离断右侧大网膜

7. 完全切断胰头前方的粘连附着，游离右半结肠

（1）助手右手提起胃窦大弯侧，挡开胃壁。

（2）助手及术者左手向左尾侧牵引横结肠及右侧大网膜。

（3）术者右手持超声刀游离（图4-1-10）。

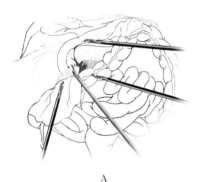
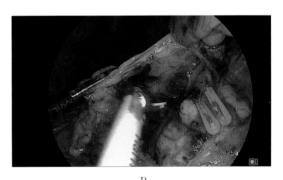

A

B

图4-1-10　于头侧完全切断右半结肠及其系膜

三 吻合流程

1. 切断横结肠

（1）助手双手牵引横结肠远端，术者右手牵引近端，并保持张力。

（2）术者右手持吻合器自下而上离断横结肠（图4-1-11）。

（3）钉仓选择：白钉。

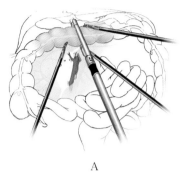
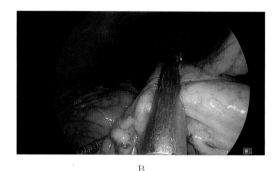

A   B

图 4 - 1 - 11   切断横结肠

2. 横结肠打孔

（1）助手右手提起远端横结肠残端并向右上腹牵引，左手提起结肠远端并展开。

（2）术者右手于距残端 6 cm 处肠壁对系膜缘的结肠带上打孔（图 4 - 1 - 12）。

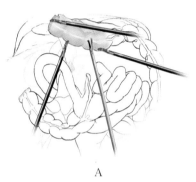
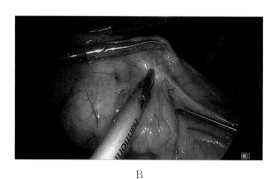

A   B

图 4 - 1 - 12   横结肠打孔

3. 回肠打孔

（1）助手右手保持牵引横结肠残端。

（2）助手与术者左手显露末端回肠壁。

（3）术者右手于对系膜肠壁打孔（距回盲部 12～15 cm 处）（图 4 - 1 - 13）。

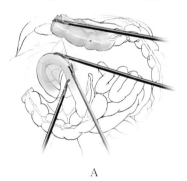
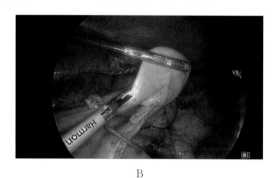

A   B

图 4 - 1 - 13   回肠对系膜缘打孔

（4）如有较多粪汁或肠内容物溢出需吸引器吸尽，可考虑打孔前于远端结扎阻断小肠。

4. Overlap 吻合

（1）助手右手向右上腹牵引横结肠残端，左手牵引打孔处远端横结肠，并保持张力。

（2）术者右手持吻合器将钉仓咬合面（粗头）置入回肠后向横结肠牵引，然后将钉砧咬合面（细头）置入横结肠（注意此过程中吻合器头端不要戳穿回肠）（图4-1-14）。

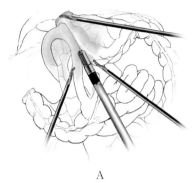
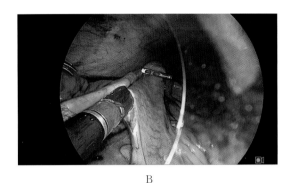

A　　　　　　　　　　　B

图4-1-14　小肠空肠顺蠕动侧-侧吻合

（3）术者左手牵引打孔处远端小肠，并保持张力。

（4）钉仓选择：白钉。

5. 关闭共同开口

（1）助手及术者左手抓持位置不变。

（2）术者右手持吻合器自背侧向腹侧切除共同开口，同时离断小肠完成吻合（图4-1-15）。

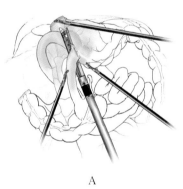
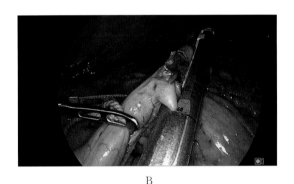

A　　　　　　　　　　　B

图4-1-15　关闭共同开口同时离断回肠

（3）钉仓选择：白钉。

6. 吻合完成检查（图4-1-16）

（1）标本置入标本袋后行右上腹腔冲洗。

（2）于右侧结肠旁沟至肝肾隐窝留置负压引流1根（于右下腹穿刺套管孔引出）。

（3）标本自延长后的脐切口取出。

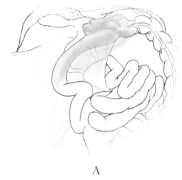 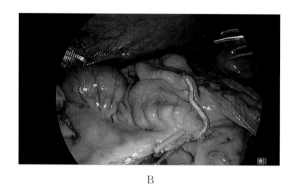

A　　　　　　　　　　　B

图 4-1-16　吻合完成

（洪　军　王　健　蒿汉坤）

【视频 4-1
右半吻合】

第二节
全腹腔镜下横结肠切除术

一　术前准备

1. 体位及器械摆放（图 4-2-1A）

（1）平卧分腿位，头高脚低（15°～30°）。

（2）显示器位于患者头侧（如有多个显示器可分置于头端两侧）。

（3）术者位于患者左侧，助手位于右侧，扶镜手位于两腿之间。

（4）器械护士位于助手左侧，能量平台位于术者后方。

2. 穿刺位置（图 4-2-1B）

（1）绕脐切口置入 12 mm 穿刺套管做为腹腔镜观测孔（之后延长该切口取标本）。

（2）左上腹锁骨中线内侧置入 12 mm 主操作穿刺套管。

（3）右侧肋缘下 2～3 cm 锁骨中线置入 5 mm 穿刺套管（可用于术后留置引流）。

（4）双侧下腹部锁骨中线附近处置入 5 mm 穿刺套管。

二　清扫流程

1. 切断大网膜

（1）助手左手提胃窦大弯侧胃壁，右手牵拉网膜。

（2）术者左手牵拉网膜，右手持超声刀于网膜血管弓内切断网膜，并游离胃壁结肠融合，向尾侧显露胰腺下缘（图 4-2-2）。

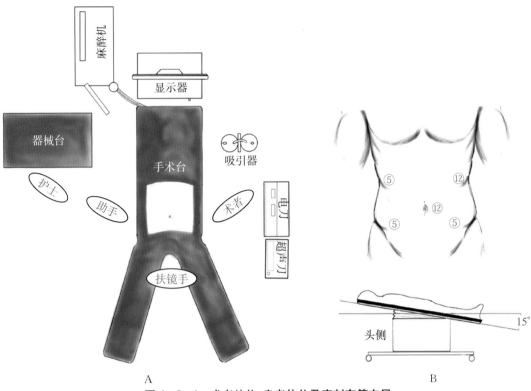

图 4‐2‐1　术者站位、患者体位及穿刺套管布局

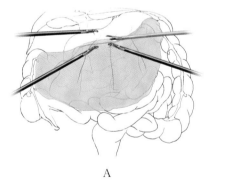

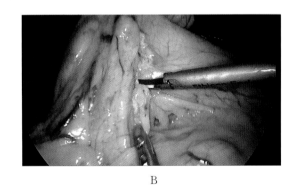

图 4‐2‐2　离断大网膜

2. 进入胰腺下缘

（1）助手双手及术者左手张开横结肠系膜。

（2）术者右手持超声刀于胰腺下缘打开横结肠系膜（图 4‐2‐3）。

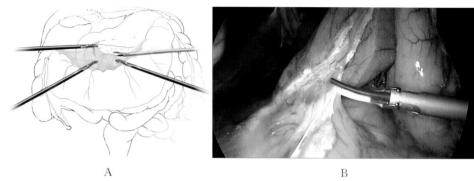

A
B

图 4-2-3　打开胰腺下缘

3. 显露胰头　向右侧显露肠系膜上静脉及胃结肠共干,切断胃网膜右动静脉及副右结肠静脉(图 4-2-4)。

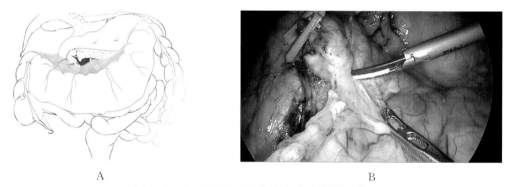

A
B

图 4-2-4　显露肠系膜上静脉、解剖胃结肠共干

4. 清扫系膜根部　显露肠系膜上动脉表面并于根部切断中结肠动、静脉(图 4-2-5)。

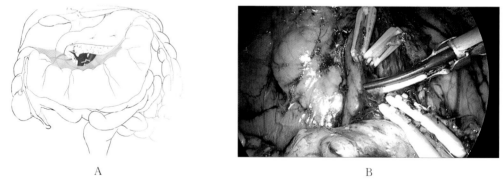

A
B

图 4-2-5　根部离断结肠中动、静脉

5. 游离肝曲

(1) 助手双手向尾侧牵引网膜或横结肠偏肝曲。

（2）术者右手持超声刀切断横结肠系膜，松解肝曲粘连（部分病例亦需要松解结肠脾曲）（图4-2-6）。

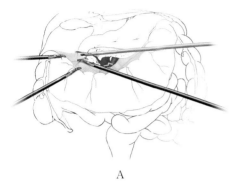
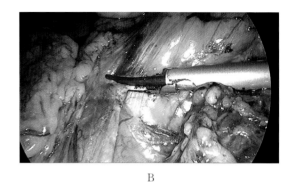

A　　　　　　　　　　　　　　　　　　B

图4-2-6　头侧入路离断肝曲融合

6. 于下方标记并切断横结肠相应系膜　见图4-2-7。

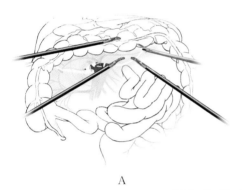
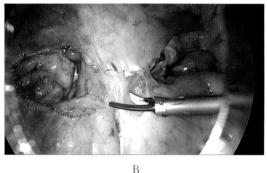

A　　　　　　　　　　　　　　　　　　B

图4-2-7　尾侧离断横结肠系膜

三　吻合流程

1. 于肿瘤远端10 cm处切断横结肠（白钉）　见图4-2-8。

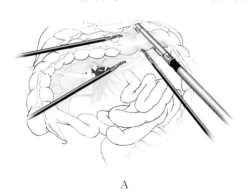
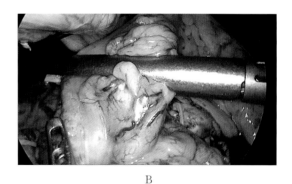

A　　　　　　　　　　　　　　　　　　B

图4-2-8　切断肿瘤远端横结肠

2. 远端结肠打孔

（1）助手左手提起脾曲或降结肠残端并向头侧牵引。

（2）术者左手牵引远端结肠，并展开。

（3）术者右手于距残端6 cm处肠壁对系膜缘的结肠带上打孔（图4-2-9）。

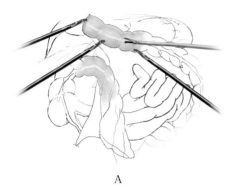
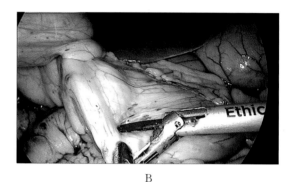

A
B

图4-2-9　远端横结肠打孔

3. 升结肠于肿瘤近端约10 cm处阻断并打孔

（1）助手左手仍牵引脾曲或降结肠残端。

（2）助手右手与术者左手显露升结肠肠壁。

（3）术者右手于切缘处肠壁对系膜缘结肠带上打孔（图4-2-10）。

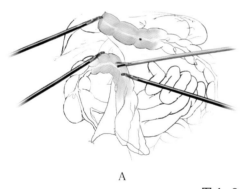
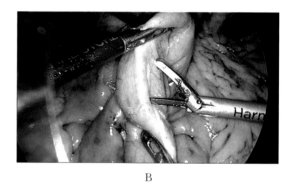

A
B

图4-2-10　近端肠道打孔

（4）如有较多粪汁或肠内容物溢出需吸引器吸尽，可考虑打孔前结扎阻断横结肠近端。

4. Overlap吻合

（1）助手左手仍牵引远端结肠，左手提起升结肠近端。

（2）术者左手牵引打孔处远端升结肠，并保持张力。

（3）术者右手持吻合器将钉仓咬合面（粗头）置入升结肠，向远端结肠牵引并将钉砧咬合面（细头）置入脾曲或降结肠（图4-2-11）。注意此过程中吻合器头端不要戳穿升结肠。

（4）钉仓选择：白钉。

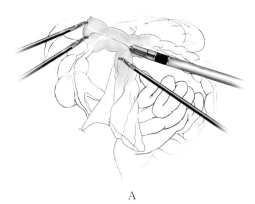 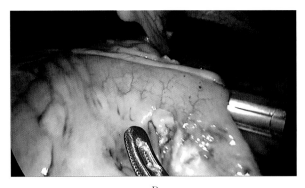

A   B

图 4‑2‑11   肠肠侧‑侧吻合

5. 关闭共同开口

（1）助手及术者左手抓持位置不变。

（2）术者右手持吻合器自背侧向腹侧切除共同开口，同时离断结肠肝曲完成吻合（图4‑2‑12）。

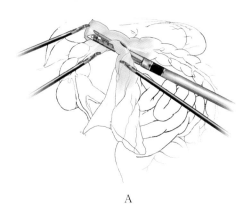 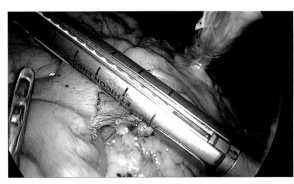

A   B

图 4‑2‑12   关闭共同开口同时离断标本

（3）钉仓选择：白钉。

6. 吻合完成检查

（1）标本置入标本袋后行上腹腔冲洗。

（2）于右侧结肠旁沟至肝肾隐窝留置负压引流管1根（于右下腹穿刺套管孔引出）（图4‑2‑13）。

（3）标本自延长后的脐切口取出。

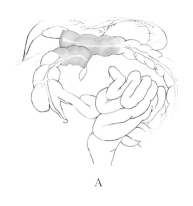

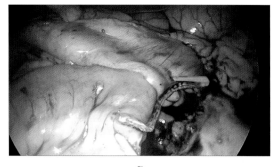

A

B

图 4 - 2 - 13 吻合完成

（洪　军　王　健　蒿汉坤）

【视频 4 - 2
横结肠清扫】

第三节
全腹腔镜下左半结肠切除术

一　术前准备

1. 体位及器械摆放（图 4 - 3 - 1A）

（1）平卧分腿位，头高脚低（15°～30°），右倾 15°。

（2）显示器位于患者左侧。

（3）术者及扶镜手位于患者右侧，助手位于两腿之间。

（4）器械护士位于术者右后方，能量平台位于术者后方。

2. 穿刺位置（图 4 - 3 - 1B）

（1）绕脐右上切口置入 10 mm 穿刺套管作为腹腔镜观测孔（之后延长该切口取标本）。

（2）右中下腹腹直肌外缘置入 12 mm 穿刺套管作为主操作孔，右中上腹腹直肌外缘置入 5 mm 穿刺套管作为辅助孔。

（3）左下腹及左中腹外侧置入两处 5 mm 穿刺套管作为助手使用（外侧穿刺套管孔可用于放置引流）。

二　清扫流程

1. 打开左结肠系膜

（1）助手左手牵引肠系膜下动脉（IMA），右手牵引近端将结肠系膜展开。

（2）术者右手持超声刀于肠系膜下动脉浅面打开将系膜进入，并展开 Toldt 间隙（图 4 - 3 - 2）。

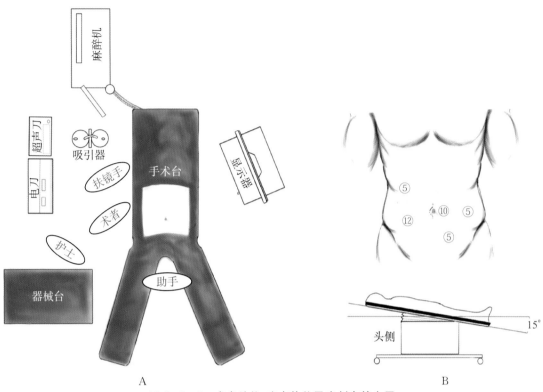

A

B

图 4‑3‑1 术者站位、患者体位及穿刺套管布局

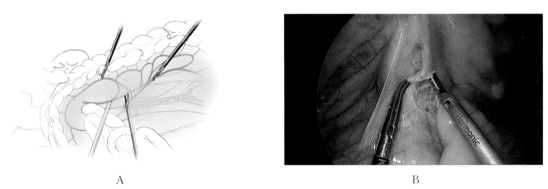

A

B

图 4‑3‑2 打开降结肠系膜进入 Toldt 间隙

2. 离断结肠动脉

（1）助手双手向外侧腹壁侧牵引肠系膜。

（2）沿肠系膜下动脉主干自近端向远端清扫，于根部切断左结肠动脉及 1～2 支乙状结肠动脉（图 4‑3‑3）。

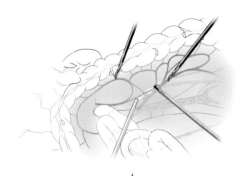
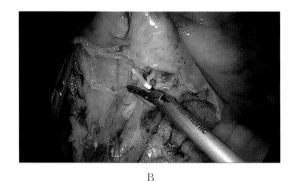

A B

图 4-3-3　根部切断降结肠血管及部分乙状结肠血管

3. 离断结肠静脉

（1）根据具体情况及手术条件选择是否保留肠系膜下静脉主干。

（2）切断静脉后于拟定切缘切断相应系膜（距肿瘤上下各 10 cm 处）（图 4-3-4）。

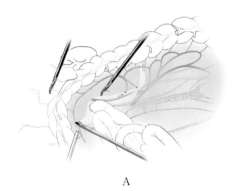
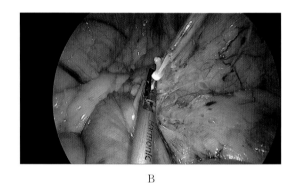

A B

图 4-3-4　离断肠系膜下静脉

4. 切断大网膜

（1）助手向尾侧牵引横结肠及脾曲。

（2）术者左手向头侧牵引大网膜，右手持超声刀切断左侧大网膜及横结肠系膜，松解脾曲（图 4-3-5）。

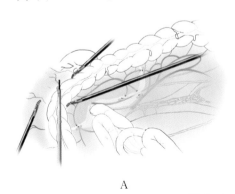
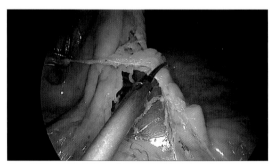

A B

图 4-3-5　切断大网膜并游离脾曲

5. 切断降结肠外侧腹膜融合·游离左半结肠 见图4-3-6。

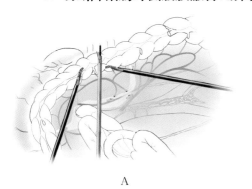
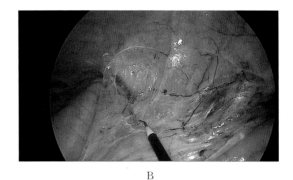

A   B

图4-3-6 切断降结肠侧方融合

6. 清扫游离完成后状态 见图4-3-7。

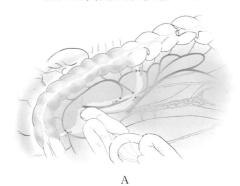
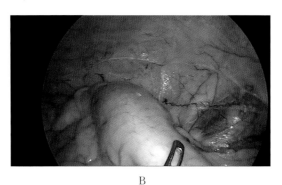

A   B

图4-3-7 离断降结肠相应系膜

三 吻合流程（FETE吻合）

1. 切断近端结肠

（1）术者左手及助手器械保持肠道张力，于肿瘤近端10cm处切断（图4-3-8）。

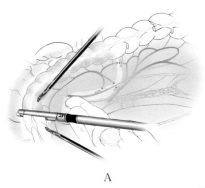
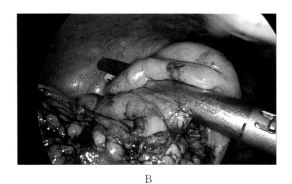

A   B

图4-3-8 离断近端结肠

（2）钉仓选择：白钉或蓝钉。

2. 切断远端结肠

（1）术者左手及助手器械保持肠道张力，于肿瘤远端 10 cm 处切断（图 4-3-9）。

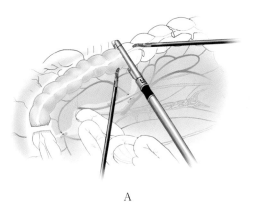
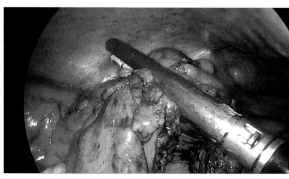

A   B

图 4-3-9　离断远端结肠

（2）钉仓选择：白钉或蓝钉。

3. 对系膜缘打孔后行"V"形吻合

（1）术者左手及助手器械保持牵引两端结肠，避免吻合器脱出（图 4-3-10）。

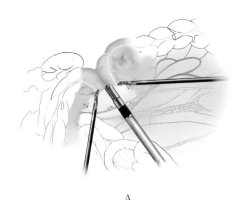
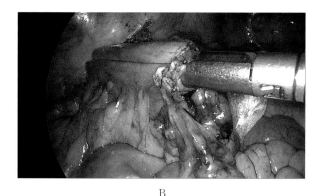

A   B

图 4-3-10　逆蠕动侧-侧吻合

（2）钉仓选择：白钉或蓝钉。

4. 关闭共同开口

（1）术者左手及助手器械分别提起共同开口两端。

（2）术者右手持吻合器关闭共同开口（图 4-3-11）。

（3）钉仓选择：白钉或蓝钉。

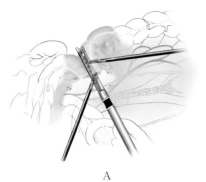

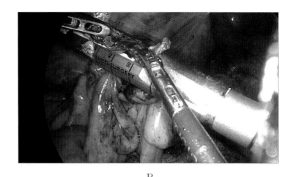

A   B

图 4‑3‑11　关闭共同开口

5. 吻合完成检查　见图 4‑3‑12。

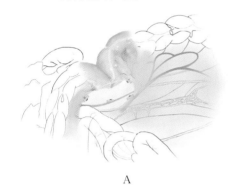

A   B

图 4‑3‑12　吻合完成

（洪　军　王　健　蒿汉坤）

【视频 4‑3　　【视频 4‑4

左半结肠　　肠肠 FETE

清扫】　　　吻合】

第 四 节
腹腔镜下乙状结肠切除术

一 术前准备

1. 体位及器械摆放（图 4‑4‑1A）

（1）平卧分腿位，头低脚高 30°，右倾 15°。

（2）显示器位于患者尾侧偏左。

（3）术者及扶镜手位于患者右侧，助手位于左侧。

（4）器械护士位于助手左侧，能量平台位于术者或助手后方。

2. 穿刺位置（图 4‑4‑1B）

（1）绕脐切口置入 12 mm 穿刺套管作为腹腔镜观测孔（之后延长该切口取标本）。

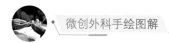

（2）右侧麦氏点附近置入12 mm穿刺套管作为主操作孔,锁骨中线平脐或偏上置入5 mm穿刺套管。

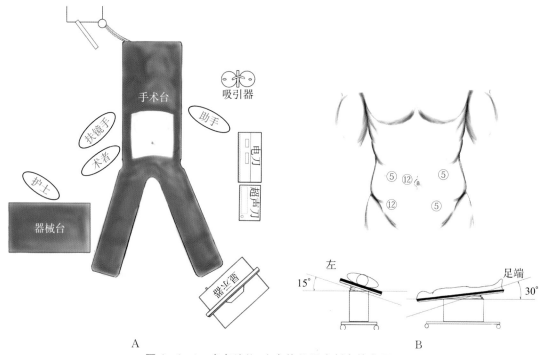

图4-4-1 术者站位、患者体位及穿刺套管布局

（3）左侧锁骨中线平脐或偏上置入5 mm穿刺套管,反麦氏点内上置入5 mm穿刺套管（可用于术后留置引流）。

（4）根据患者体形调整穿刺套管位置,注意保持各穿刺套管间距。

三 清扫流程

1. 切断乙状结肠旁沟的融合并展开Toldt间隙

（1）术者左手及助手右手配合向内侧牵引乙状结肠。

（2）术者右手持超声刀或电铲松解肠旁融合（图4-4-2）,并展开Toldt间隙。

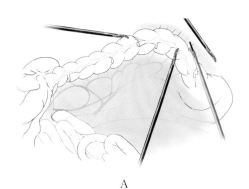

A

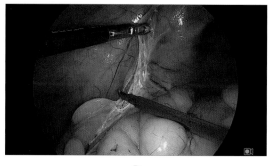

B

图4-4-2 松解乙状结肠侧方融合

2. 切开乙状结肠系膜

（1）助手左手挡开乙状结肠下端，右手牵引直肠上动脉，展开乙状结肠系膜。

（2）术者右手持超声刀或电铲于骶夹前方打开乙状结肠系膜，并向外侧进入 Toldt 间隙（图 4-4-3）。

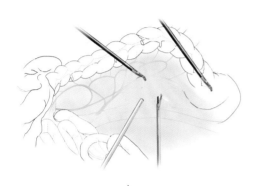
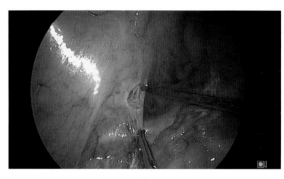

A　　　　　　　　　　　　　　B

图 4-4-3　于骶夹前打开肠系膜进入 Toldt 间隙

3. 显露并清扫肠系膜下动脉根部后切断　见图 4-4-4。

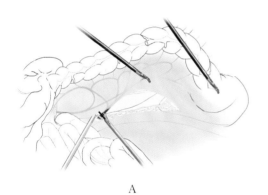
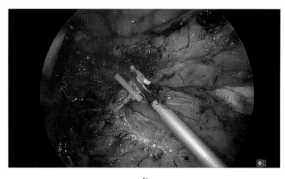

A　　　　　　　　　　　　　　B

图 4-4-4　根部离断肠系膜下静脉

4. 切断肠系膜下静脉并游离结肠系膜

（1）向头侧偏外切断肠系膜下静脉酌情保留左结肠静脉。

（2）助手双手及术者左手协助展开左半结肠系膜。

（3）术者右手持超声刀于血管弓内侧裁剪接肠系膜，并切断左结肠动、静脉及部分乙状结肠动、静脉（图 4-4-5）。

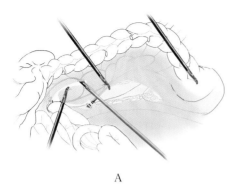

A

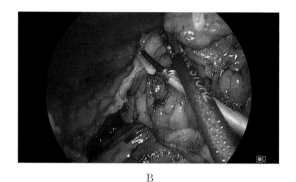

B

图4-4-5　游离血管蒂、离断左结肠血管

5. 游离直肠系膜　向远端游离部分直肠系膜后于肿瘤远端10 cm处切断系膜,切断直肠上动脉并裸化切缘处肠管(图4-4-6)。

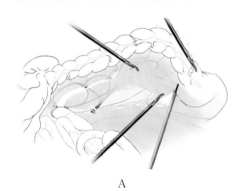

A

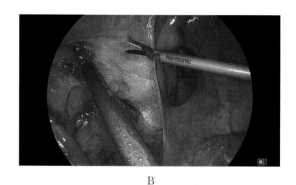

B

图4-4-6　于下切缘离断直肠系膜

6. 以阻断夹阻断乙状结肠后冲洗远端肠腔,以吻合器切断直肠上端

(1) 助手双手及术者左手向近端牵引直肠。

(2) 术者右手吻合器操作(图4-4-7)。

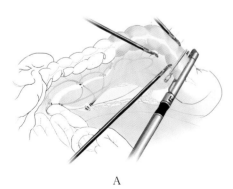

A

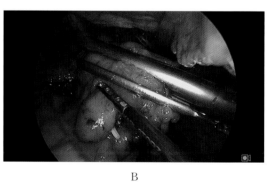

B

图4-4-7　阻断冲洗后离断直肠

(3) 钉仓选择:蓝钉。

三 吻合流程

1. 腹腔外钉砧置入 延长脐切口后取出近端结肠,进一步裁剪系膜后至肿瘤上缘10 cm,以荷包钳阻断后切断并移除标本。近端结肠置入钉砧(直径29 mm)后打紧荷包并回纳腹腔。

2. 腔内吻合

(1)经肛门置入管型吻合器后自直肠残端穿出,与近端钉砧咬合后收拢激发(图4‑4‑8)。

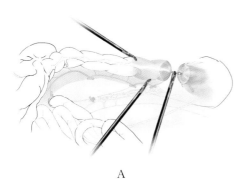
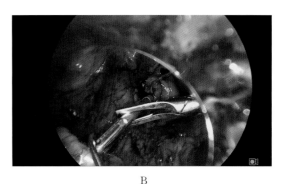

A   B

图4‑4‑8 腔内端‑端吻合

(2)吻合激发前需检查降结肠系膜走向,避免近端结肠扭转。

3. 吻合完成检查 于吻合口后方留置负压引流管1根,自左下腹穿刺套管孔引出(图4‑4‑9)。

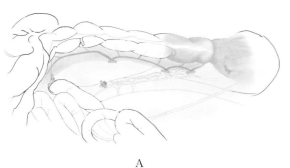
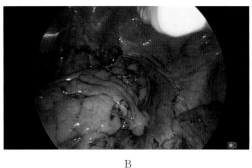

A   B

图4‑4‑9 吻合完成

（洪　军　王　健　蒿汉坤）

【视频4‑5
乙状结肠
清扫】

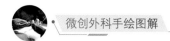

第 五 节
腹腔镜下直肠前切除术

■ 术前准备

同"腹腔镜下乙状结肠切除术"。

■ 清扫流程

1. 直肠的游离、系膜根部血管的清扫离断以及系膜裁剪 方法同第四节"腹腔镜下乙状结肠切除术"。

2. 直肠游离及肠系膜下动脉系膜清扫后向远端游离直肠系膜 方法同第四节"腹腔镜下乙状结肠切除术"。

3. 游离直肠深筋膜后方间隙

（1）助手右手向头侧牵引肠系膜下动脉系膜血管蒂,左手牵引或向腹壁侧挑起直肠及其系膜。

（2）术者右手持超声刀进行操作,由中央向两侧直肠旁沟方向锐性分离（图 4-5-1）。

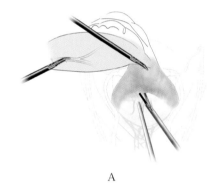

A   B

图 4-5-1 游离直肠深筋膜后方间隙

4. 切断直肠骶骨韧带至肛提肌上间隙 见图 4-5-2。

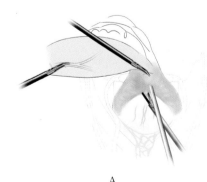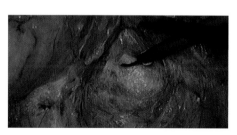

A   B

图 4-5-2 切断直肠骶骨韧带至肛提肌上间隙

5. 切开盆底腹膜 于腹膜反折前方 0.5～1 cm 处切开。

（1）助手双手挡开前方盆底腹膜。

（2）术者右手持超声刀进行操作，自右向左弧形切开腹膜（图 4-5-3）。

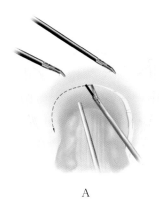 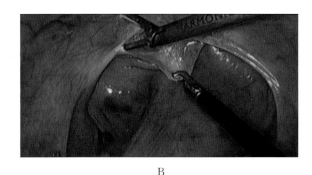

A   B

图 4-5-3 反时针切开盆底腹膜

6. 游离直肠前方系膜，并切断邓氏筋膜

（1）助手左手阻挡或牵引前方精囊腺等组织，右手协助向头端牵引直肠。

（2）术者右手持超声刀进行操作，左手按压直肠前壁（图 4-5-4）。

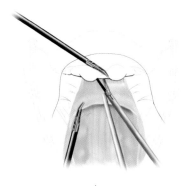 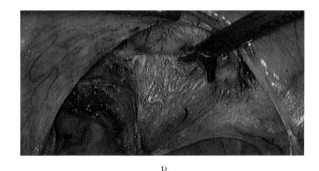

A   B

图 4-5-4 清扫直肠前壁系膜，于精囊腺下方切断邓氏筋膜

（3）于前列腺背侧切断邓氏筋膜至直肠前间隙，同时反"U"字形切断邓氏筋膜于双侧神经血管束（NVB）附着处。

7. 游离并切断右侧系膜及侧韧带

（1）助手右手向头侧牵引直肠，左手挡开前方精囊腺等组织。

（2）术者右手持超声刀进行操作，左手持吸引器挡开直肠并保持术野清晰（图 4-5-5）。

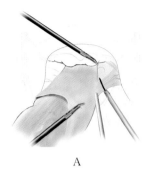
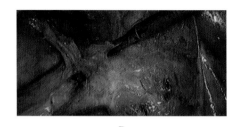

A   B

图 4-5-5 游离直肠左侧,切断侧韧带

8. 游离并切断左侧系膜及侧韧带

(1) 助手左手向头侧牵引直肠,右手挡开前方精囊腺等组织。

(2) 术者右手持超声刀进行操作,左手持吸引器挡开直肠并保持术野清晰(图 4-5-6)。

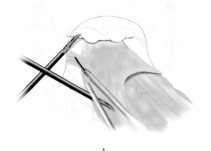
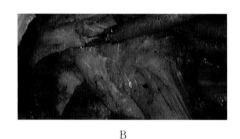

A   B

图 4-5-6 游离直肠右侧,切断侧韧带

9. 游离阻断直肠

(1) 完全游离直肠系膜后于直肠下段以可吸收缝合线(PDS-Ⅱ)结扎阻断(图 4-5-7)。

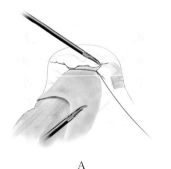
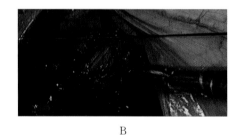

A   B

图 4-5-7 结扎肿瘤远端直肠

(2) 阻断后灌洗(稀释后的碘附盐水)远端直肠。

10. 离断直肠

(1) 于结扎线远端 0.5~1 cm 处离断直肠(图 4-5-8)。

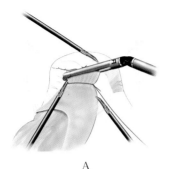

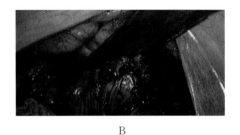

A   B

图 4-5-8　离断直肠

（2）钉仓选择：蓝钉。

三　吻合流程

1. 以管状吻合器行腔内端-端吻合（图 4-5-9）

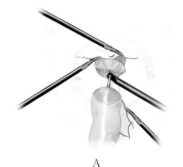

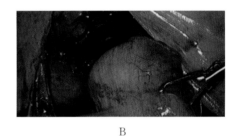

A   B

图 4-5-9　结肠肛管-端端吻合

（1）吻合器选择：口径 29 mm 或 28 mm。

（2）注意检查近段结肠是否扭转。

2. 吻合完成后检查　见图 4-5-10。

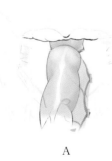

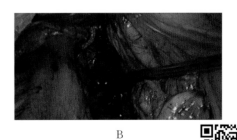

A   B

图 4-5-10　吻合完成

（洪　军　王　健　蒿汉坤）

【视频 4-6
直肠清扫及
吻合】

第六节
腹腔镜下结直肠切除术技巧总结

一 清扫流程

（1）右半结肠清扫流程有很多种入路，如头侧、尾侧及中央入路等。通常很难仅选择一种方式高效完成整个清扫。可选择先尾侧入路，完全游离右半结肠及肝曲粘连后再回到中央入路完成血管周围的清扫，再至头侧完成横结肠的游离。

（2）左半结肠的清扫流程通常有两种方式：先切断胃结肠韧带游离脾曲，或先离断血管进入 Toldt 间隙后游离左半结肠再游离脾曲。

（3）横结肠癌往往偏向于肝曲或是脾曲，其清扫方式可归于右半或左半结肠切除。如为中段的横结肠癌，建议头侧入路，并游离肝曲（必要时游离脾曲）。

（4）乙状结肠及直肠清扫通常先游离乙状结肠侧方的融合，并向内侧展开 Toldt 间隙，然后留置一块纱布于创面，再回到内侧处理血管并与外侧间隙汇合。此法便于间隙的显露及输尿管的保护，适合初学者。

（5）直肠系膜的清扫：遵循先后、再前、再两侧的原则（"H 入路"），即首先于直肠深筋膜后方向尾侧游离直肠系膜，并切断直肠骶骨韧带至肛提肌上间隙；再于前方打开腹膜返折，沿邓氏筋膜前方向尾侧游离，于前列腺背侧切断邓氏筋膜至直肠前间隙，同时反"U"字形切断邓氏筋膜于双侧神经血管束附着处；最后回到两侧，先右侧后左侧，切断侧韧带并完成侧方直肠系膜的游离，与前后间隙汇合，完成清扫。

（6）对于直肠癌肠系膜下动脉根部清扫是否保留左结肠动脉的问题目前尚无定论。我们通常是在不导致吻合口张力增加的情况下清扫淋巴结（No. 253），并保留左结肠动、静脉。

二 吻合流程

（1）钉仓选择：正常情况下，除离断直肠使用蓝钉以外，其余小肠或结肠吻合均使用白钉；管形吻合器一般使用口径 29 mm 或 28 mm。

（2）右半结肠切除术后通常选择 Overlap 吻合，并且将共同开口置于横结肠侧壁。主要考虑：①小肠口径细，可以在关闭共同开口时一并切除，可"后离断"以节省钉仓；②结肠口径粗，关闭共同开口时余地大，操作难度小。

（3）左半结肠或乙状结肠切除，由于穿刺套管孔的角度与肠道方向垂直，有时使用 Overlap 吻合难度较大，可以考虑行 FETE 吻合。由于结肠口径粗，往往无法达到"后离断"省钉的目的，可以考虑先离断标本后再行吻合，这样也能降低关闭共同开口的难度。

（4）对于管形吻合为主的直肠手术，可以考虑以倒刺线连续缝合加固吻合口及直肠残端角，以降低保护性回肠造口的使用率。

（洪　军　蒿汉坤）

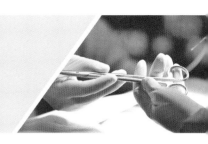

第五章
腹腔镜下肝切除术

第 一 节
腹腔镜肝左外叶切除术

■ 术前准备

1. 体位及器械摆放（图 5-1-1A）
（1）平卧分腿位,头高脚低(15°~30°)。

（2）显示器位于头侧(如有多个显示器可分置于头端两侧)。

（3）术者位于患者左侧,助手位于右侧,扶镜手位于两腿之间。

（4）器械护士位于术者或助手侧前方,能量平台置于术者后方。

2. 站位及穿刺位置（图 5-1-1B）
（1）观察孔:脐上或脐下切口置入 10 mm 穿刺套管作为腹腔镜观察孔。

（2）主操作孔:右侧锁骨中线平脐孔处置入 12 mm 主操作穿刺套管(也可根据术者习惯置于左侧)。

（3）副操作孔:右侧腋前线肋缘下 2~3 cm 处置入 5 mm 穿刺套管,左侧锁骨中线平脐孔处置入 5 mm 穿刺套管。

（4）根据患者体形调整穿刺套管位置,可在左侧肋缘下增加操作孔以协助术中暴露,注意保持各穿刺套管间距。

■ 手术步骤

1. 离断肝圆韧带
（1）助手持抓钳牵拉肝圆韧带,游离肝圆韧带。

（2）术者持抓钳与助手所持形成张力,钛夹或生物夹夹闭远、近端后离断（图 5-1-2）。

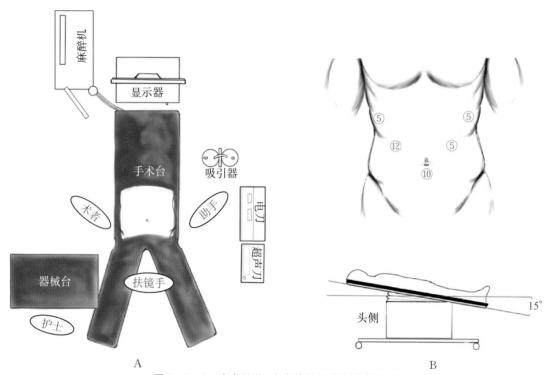

图 5-1-1　术者站位、患者体位及穿刺套管布局

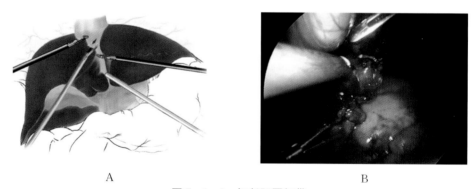

图 5-1-2　切断肝圆韧带

2. 离断镰状韧带

（1）助手一手持抓钳下拉离断的肝脏侧肝圆韧带，另一手持吸引器保持创面清洁。

（2）术者左手上提已离断的膈面镰状韧带，与助手所持形成张力，右手超声刀离断镰状韧带（图 5-1-3）。

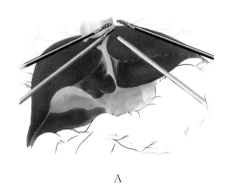

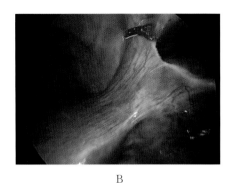

A   B

图 5-1-3　离断镰状韧带

3. 离断左冠状韧带

（1）助手一手向上牵拉膈面冠状韧带，另一手持吸引器保持创面清洁。

（2）术者左手腔镜纱布下压左外叶，与助手所持形成张力，右手超声刀离断左冠状韧带（图 5-1-4）。

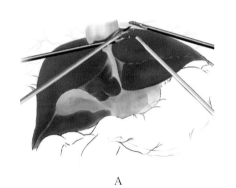

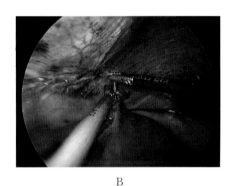

A   B

图 5-1-4　离断左冠状韧带

4. 离断左三角韧带

（1）助手一手向上牵拉左冠状韧带末端、左三角韧带，另一手持吸引器保持创面清洁。

（2）术者用超声刀离断左三角韧带，有时左三角韧带内有较大的血管，需先于近膈肌侧采用钛夹或生物夹夹闭后再离断（图 5-1-5）。

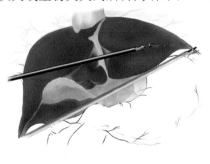

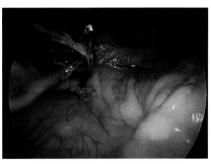

A   B

图 5-1-5　离断左三角韧带

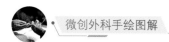

5. 离断小网膜肝附着部

（1）助手一手向上牵拉离断的肝脏侧肝圆韧带（或牵拉小网膜肝附着部），另一手持吸引器保持创面清洁。

（2）术者一手持抓钳牵拉肝脏，另一手用超声刀离断小网膜肝附着部（图5-1-6）。

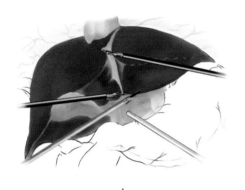

A

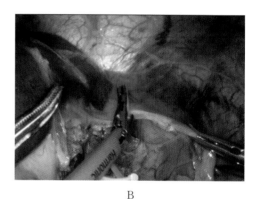

B

图5-1-6　离断小网膜肝附着部

6. 离断肝实质

（1）助手一手持吸引器，边保持创面清洁，边辅助暴露；另一手持抓钳辅助牵拉暴露断面。

（2）术者用超声刀于肝圆韧带及镰状韧带左侧1 cm处肝缘由浅入深、由前向后离断肝实质（图5-1-7）。

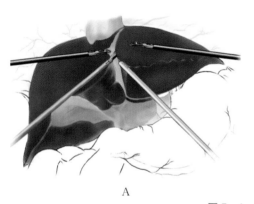

A

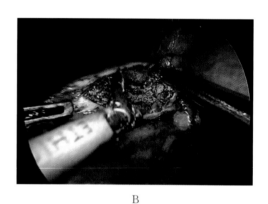

B

图5-1-7　离断肝实质

7. 离断脉管与止血　对于直径＞3 mm的脉管，采用钛夹或生物夹夹闭远、近端后用超声刀离断（图5-1-8）。

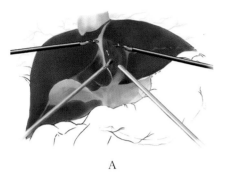
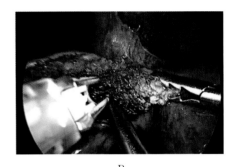

A   B

图 5-1-8 脉管的离断与止血

8. 第一肝门的处理(图 5-1-9)

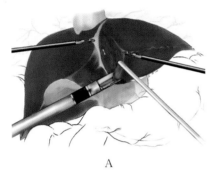
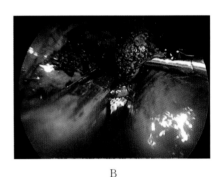

A   B

图 5-1-9 第一肝门的处理

（1）接近肝Ⅱ、Ⅲ段 Glisson 鞘时，只需将其前方及上、下肝组织稍加分离后，直接采用血管切割闭合器夹闭即可。

（2）继续向肝实质深部分离。

9. 第二肝门的处理 接近肝左静脉时，沿肝脏膈面切开肝实质 1～2 cm，采用血管切割闭合器离断肝左静脉及肝实质(图 5-1-10)。

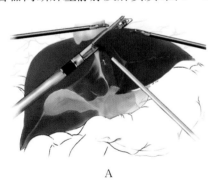
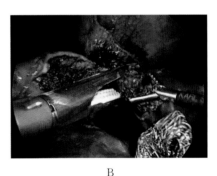

A   B

图 5-1-10 第二肝门的处理

10. 肝脏断面处理(图 5-1-11)

（1）可采用双极电凝或氩气刀喷凝止血。对于细小血管和胆管可采用电凝封闭。经过反复电凝止血后出血仍未停止，应仔细观察创面，寻找出血点，进行缝扎止血。

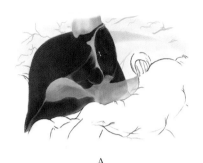
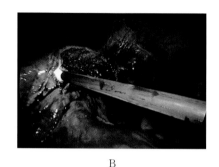

A   B

图 5 - 1 - 11　肝脏断面处理

（2）冲洗肝脏断面,确认无明显出血和胆瘘后,可喷洒生物蛋白胶和覆盖止血纱布,于肝脏断面下放置 1 根引流管由右侧肋缘下辅助操作孔引出。

11. 标本取出

（1）将标本装入一次性取物袋中,常规在下腹部耻骨上另作横切口取出标本,因切口隐藏在横行的腹纹中,具有较好的美容效果。

（2）标本较小时,也可装入一次性取物袋,并从延长脐孔切口处取出。

（3）对于良性病灶,可在取物袋中将肝组织捣碎后取出,对于体积较大的恶性肿瘤标本需自耻骨上开小切口取出。

三　技巧总结

（1）腹腔镜肝左外叶切除术是腹腔镜肝切除的基础,技术难度相对较小,但仍存在技术难点,不可放松警惕。

（2）离断肝实质过程中,时刻注意按预切线走行往左上方逐渐离断,避免切面左右偏离过多,进而增加损伤的概率。由于距肝脏表面 1 cm 范围内的肝实质内无大的脉管结构,可一次性离断较多的肝实质。而离断至肝脏深部后则需小心,一次性离断肝实质不宜过多。对于直径≤3 mm 的脉管结构可以直接凝固切断;对于直径>3 mm 的脉管应用钛夹或生物夹夹闭后予以切断。

（3）肝左静脉的变异较多,在离断肝实质接近第二肝门时应尤为小心,必要时可使用超声吸引装置(CUSA)取代超声刀保护重要脉管。如果已决定使用直线切割闭合器,应以减小第二肝门附近剩余肝脏厚度为主要目的进行操作。

（4）肝切除术后肝脏断面处理的目的是止血和防止胆瘘。可采用双极电凝或氩气刀喷凝止血。对于细小血管和胆管可采用电凝封闭。经过反复电凝止血后出血仍未停止,应仔细观察创面,寻找出血点,进行缝扎止血。肝脏断面处理完毕后需用生理盐水冲洗,确认无出血和胆瘘,或局部再使用止血材料。一般肝脏断面下需放置 1~2 根引流管。

【肝视频 5 - 1
左外叶】

（孙豪庭　朱文伟）

第 二 节
腹腔镜下左半肝切除术

一 术前准备

1. 体位及器械摆放(图 5 - 2 - 1A)

(1) 平卧分腿位,头高脚低(15°~30°)。

(2) 显示器置于头侧。

(3) 术者位于患者右侧,助手位于左侧,扶镜手位于两腿之间。

(4) 器械护士位于术者右后方,能量平台位于助手后方。

2. 站位及穿刺位置(图 5 - 2 - 1B)

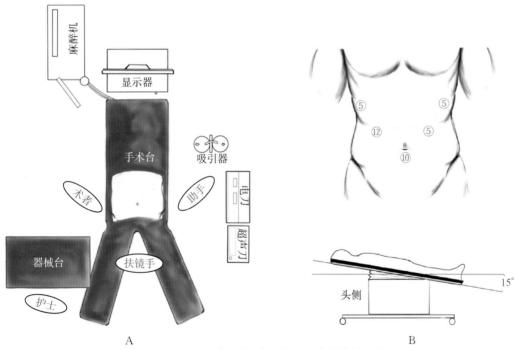

图 5 - 2 - 1　术者站位、患者体位及穿刺套管布局

(1) 采用五孔法操作,脐下弧形切口置入 10 mm 穿刺套管作为腹腔镜观察孔,建立气腹,CO_2 气腹压力建议维持在 12~14 mmHg。

(2) 右侧锁骨中线肋缘下 6 cm 切口置入 12 mm 穿刺套管(主操作),右侧腋前线肋缘下 2 cm 切口置入 5 mm 穿刺套管。

(3) 左侧腋前线、肋缘下偏内侧置入 12 mm 穿刺套管,左侧锁骨中线脐上 1~2 指置入 5 mm 穿刺套管。

(4) 根据患者体形调整穿刺套管位置,注意保持各穿刺套管间距。

三 手术步骤

1. 解剖第一肝门 解剖肝动脉、门静脉左侧分支(图 5 - 2 - 2、图 5 - 2 - 3)。

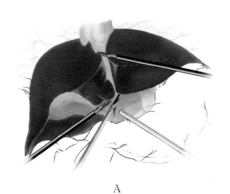
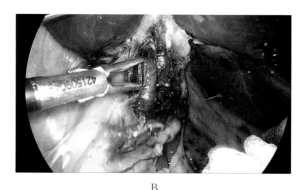

A   B

图 5 - 2 - 2 解剖分离左肝动脉

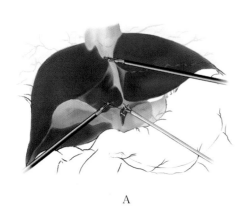
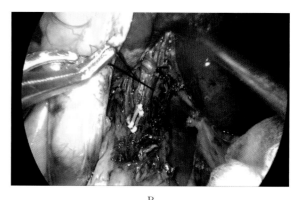

A   B

图 5 - 2 - 3 解剖分离门静脉左支

(1) 助手右手提起肝圆韧带,左手持吸引器以保持创面清洁。

(2) 术者左手挡开肝脏及胆囊,右手持超声刀沿肝十二指肠韧带左侧解剖第一肝门(左肝动脉及门静脉左支)。

(3) 采用可吸收夹或 Hem - o - lock 夹夹闭肝左动脉和门静脉左支并剪断,可见左半肝呈缺血性改变。也可行 Glisson 蒂横断式处理第一肝门,可减少手术时间,但需注意胆道变异情况。

2. 离断肝圆韧带、镰状韧带(图 5 - 2 - 4)

(1) 助手左手下拉肝圆韧带,右手拿吸引器保持创面清洁。

(2) 术者用超声刀离断肝圆韧带和镰状韧带。

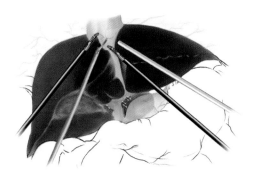
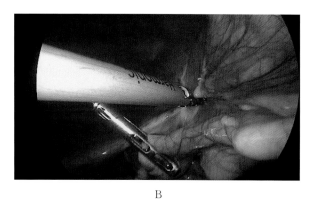

A

B

图 5-2-4　离断肝圆韧带、镰状韧带

3. 分离左三角韧带、左冠状韧带及肝胃韧带，游离肝左叶（图 5-2-5）

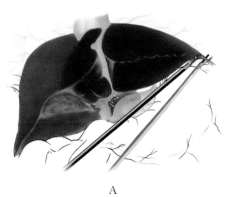
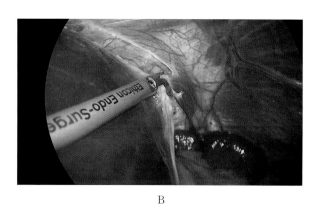

A

B

图 5-2-5　离断左三角韧带

（1）助手左手使用腔镜纱布下压左外叶，右手拿吸引器保持创面清洁。

（2）术者用超声刀离断左侧冠状韧带、三角韧带和肝胃韧带。

4. 解剖第二肝门（肝左静脉）（图 5-2-6、图 5-2-7）

（1）助手左手持腔镜纱布，右手持吸引器，协助向右侧翻起肝左外叶。

（2）术者左手帮助保持左外叶右翻位，右手持金手指或直角钳游离显露肝左静脉，预置丝线悬吊牵引，以便后续操作时牵拉血管。

（3）用血管切割闭合器离断肝左静脉，控制出肝血流。

（4）如果肝左静脉肝外游离困难，也可暂时不予处理，等待肝实质离断至左肝静脉时再处理。

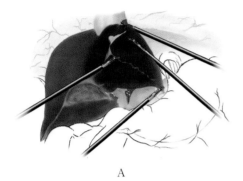

A

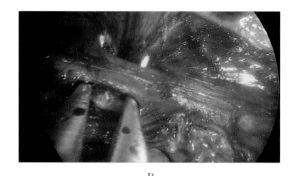

B

图 5-2-6　解剖第二肝门

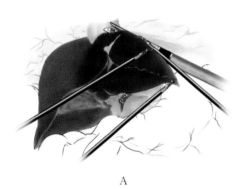

A

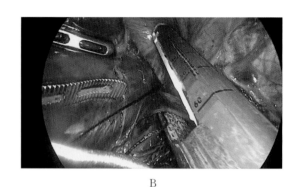

B

图 5-2-7　离断肝左静脉

5. 预切线的标记　沿左右半缺血线予电凝勾标记预切线(图 5-2-8)。

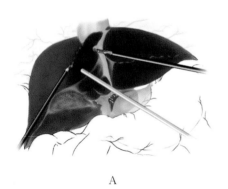

A

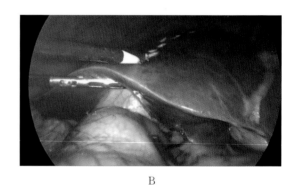

B

图 5-2-8　标记预切线

6. 离断肝实质(图 5-2-9)

(1) 助手右手向左侧牵拉肝圆韧带,左手持吸引器以保持创面清洁。

(2) 术者左手牵拉预切线右侧肝脏,右手持超声刀于预切线处肝缘由浅入深,自前向后离断肝实质,将肝实质逐渐切开深入。

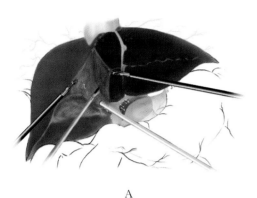
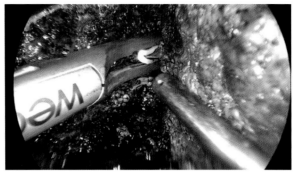

A　　　　　　　　　　　　　　　　　　　B

图 5‐2‐9　离断肝实质

（3）对于直径>3 mm 的脉管,采用钛夹或生物夹夹闭远、近端后再予离断。

（4）沿肝中静脉走行处可遇见较多分支,需小心分离裸化后予以夹闭,遇到肝中静脉破口较大时需要缝合止血。

（5）术中中心静脉压控制有助于减少肝中静脉属支的出血。

7. 离断第一肝门（图 5‐2‐10）

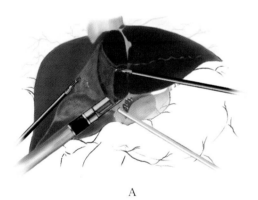
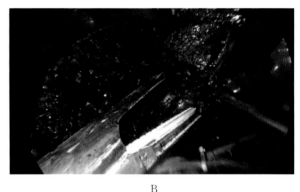

A　　　　　　　　　　　　　　　　　　　B

图 5‐2‐10　离断第一肝门

（1）助手右手向左上、向左牵拉肝圆韧带,左手持吸引器以保持创面清洁。

（2）术者经 12 mm 穿刺孔置入直线切割闭合器,将左侧肝门左肝管予以关闭并离断,注意避开肝左动脉和门静脉左支血管夹。

8. 离断第二肝门（图 5‐2‐11）

（1）如果未肝外分离切断肝左静脉,可在肝实质离断后经肝内处理。助手右手向左、向下牵拉肝圆韧带,左手持吸引器以保持创面清洁。

（2）术者经 12 mm 穿刺孔置入直线切割闭合器,剩余肝实质和左肝静脉一并切断。

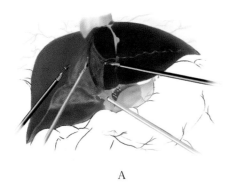
A

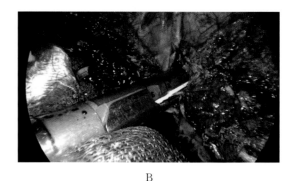
B

图5-2-11　离断第二肝门

9. 肝脏断面的处理（**图5-2-12**）　肝脏断面细小血管、胆管可用电凝或氩气刀凝闭。经过反复电凝止血后出血仍未停止,应仔细观察创面,寻找出血点,采用缝合、钛夹夹闭等方式止血。对于直径＞3 mm的脉管,需用钛夹妥善夹闭后处理。冲洗肝脏断面,再次确认无明显出血和胆瘘后,可喷洒生物蛋白胶和覆盖止血纱布并放置引流管。

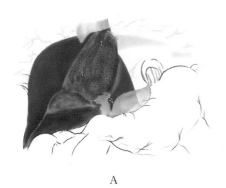
A

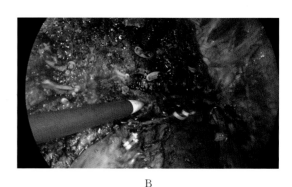
B

图5-2-12　肝脏断面的处理

10. 取出标本　将切除的肝脏组织标本装入取物袋,良性病灶可在取物袋中将肝组织剪碎后从脐孔切口处取出;对于体积较大的恶性肿瘤标本可在下腹部做横行小切口取出。

三、技巧总结

（1）手术技术不熟练或者术中预计出血较多时,可预置肝门阻断带（导尿管）或者肝门阻断钳备用。

（2）解剖游离第一肝门时,沿肝十二指肠韧带左侧分离,先动脉后静脉的原则,避免暴力分离,游离左肝动脉后可先放置彩带,牵拉左肝动脉以便于游离门静脉左支。

（3）游离显露肝左静脉时,采用钝性游离方法,切忌暴力,必要时用直脚钳等器械配合游离。如果肝左静脉肝外段较短或者和肝中静脉共干,则可于肝内处理。

（4）离断肝实质过程中,时刻注意按预切线走行往左上方逐渐离断,避免切面左右偏离过多、进而增加损伤的概率。由于距肝脏表面1 cm范围内的肝实质内无大的脉管结构,可一次性离断较多肝实质。而离断至肝脏深部后则需小心,一次性离断肝实质不宜过多。对于直径≤3 mm 的脉管结构可以直接凝固切断,对于直径>3 mm 的脉管应用钛夹或生物夹夹闭后予以切断。

(5) 肝切除术后肝脏断面处理的目的是止血和防止胆瘘。可采用双极电凝或氩气刀喷凝止血。对于细小血管和胆管可采用电凝封闭。经过反复电凝止血后出血仍未停止,应仔细观察创面,寻找出血点,进行缝扎止血。如脉管直径>3 mm,需用钛夹妥善夹闭。肝脏断面处理完毕后需用生理盐水冲洗,确认无出血和胆瘘,或局部再使用止血材料。一般肝脏断面下需放置 1～2 根引流管。

【视频 5 - 2
左半肝】

（林　晶　贾户亮）

第 三 节
腹腔镜下右半肝切除术

一 术前准备

1. 体位及器械摆放（图 5 - 3 - 1A）

（1）平卧分腿位,右侧肝后区垫高 30°,头高脚低（15°～30°）。

（2）显示器置于头侧（如有多个显示器可分置于头端两侧）。

（3）术者位于患者右侧,助手位于左侧,扶镜手位于两腿之间。

（4）器械护士位于患者右后方,能量平台位于助手后方。

2. 站位及穿刺位置（图 5 - 3 - 1B）

（1）采用五孔法操作,脐下弧形切口置入 10 mm 穿刺套管作为腹腔镜观察孔,建立气腹,CO_2 气腹压力建议维持在 12～14 mmHg。

（2）右侧锁骨中线肋缘下 6 cm 切口置入 12 mm 穿刺套管（主操作孔）,右侧腋中线缘下 2 cm 切口置入 5 mm 穿刺套管。

（3）剑突下 2 cm 切口置入 12 mm 穿刺套管,腹正中线脐上 5 cm 切口置入 5 mm 穿刺套管。

（4）根据患者体形调整穿刺套管的位置,注意保持各穿刺套管的间距。

二 手术步骤

1. 切除胆囊（图 5 - 3 - 2）

（1）助手右手提起肝圆韧带,左手操作吸引器保持创面清洁。

（2）术者左手提起胆囊,右手用超声刀解剖胆囊三角,以 Hem - o - lock 夹或可吸收夹夹闭离断胆囊管及胆囊动脉,顺行法或逆行法切除胆囊。

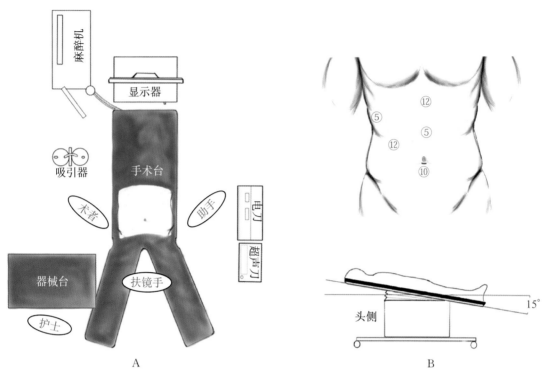

图 5 - 3 - 1 术者站位、患者体位及穿刺套管布局

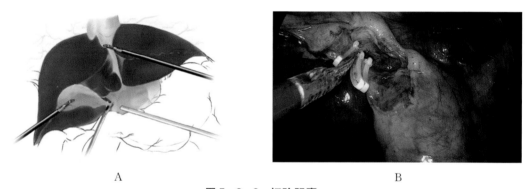

图 5 - 3 - 2 切除胆囊

2. 游离肝肾韧带及下腔静脉旁间隙(图 5 - 3 - 3)

(1) 助手右手提起右侧肝脏边缘,左手操作吸引器保持创面清洁。

(2) 术者左手挡开后腹膜组织,保持创面张力;右手超声刀沿肝脏下缘解剖肝结肠韧带,逐步打开腹膜至下腔静脉右侧缘。

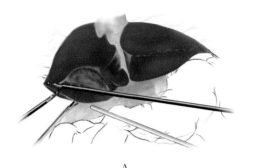

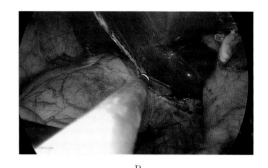

A   B

图 5 - 3 - 3　游离肝肾韧带及下腔静脉旁间隙

3. 解剖右侧肝蒂（Gillision 鞘外法）（图 5 - 3 - 4）

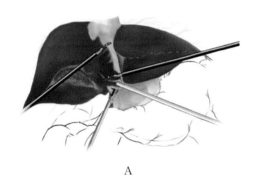

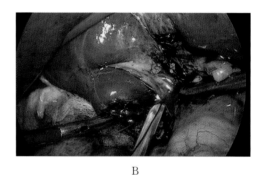

A   B

图 5 - 3 - 4　解剖右侧肝蒂

（1）助手右手挡开肝脏，左手操作吸引器保持创面清洁。

（2）术者左手牵拉肝圆韧带上提肝脏，超声刀沿肝脏和肝十二指肠韧带附着处横向切开，下降肝门板（前方）；从下腔静脉前方的尾状叶中央劈开肝脏实质（后方），显露右侧肝蒂。采用 Gillision 鞘外法分离右侧肝蒂。

4. 悬吊右侧肝蒂（图 5 - 3 - 5）

（1）助手右手挡开肝脏，左手操作吸引器保持创面清洁。

（2）术者用金手指从右侧肝蒂背侧进入，经左右肝蒂分叉部头侧掏出，以丝线悬吊右侧肝蒂。

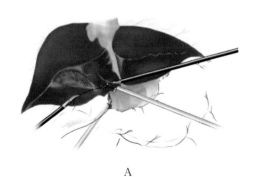

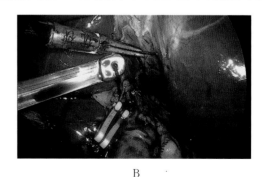

A   B

图 5 - 3 - 5　悬吊右侧肝蒂

5. 结扎右侧肝蒂，行区域血流阻断（图 5 - 3 - 6）

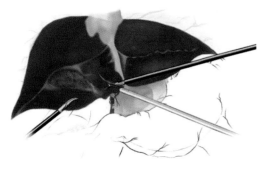
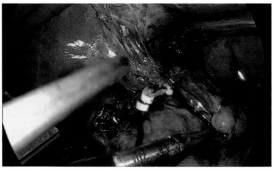

A   B

图 5 - 3 - 6　结扎右侧肝蒂，行区域血流阻断

（1）助手右手挡开肝脏，左手操作吸引器保持创面清洁。

（2）术者将右侧肝蒂近端予以结扎，保留远端暂不切断。

6. 离断肝周韧带（图 5 - 3 - 7）

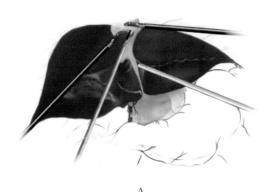
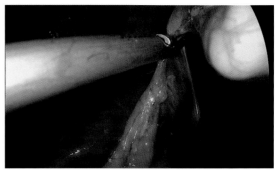

A   B

图 5 - 3 - 7　离断肝周韧带

（1）助手右手上提镰状韧带，左手操作吸引器保持创面清洁。

（2）术者左手下拉离断的肝圆韧带，与助手所持形成张力，右手超声刀依次离断肝圆韧带、镰状韧带、右侧三角韧带、右侧冠状韧带。

7. 标记肝脏缺血线，确定断肝平面（图 5 - 3 - 8）

（1）助手右手牵拉离断的镰状韧带，左手操作吸引器保持创面清洁。

（2）术者以电凝钩于肝脏表面标记缺血线。

8. 留置肝实质牵引线（图 5 - 3 - 9）　术者以"八"字缝合法于保留侧肝脏表面留置牵引线，由助手夹持以牵拉肝脏，保持切肝过程中肝断面张力。

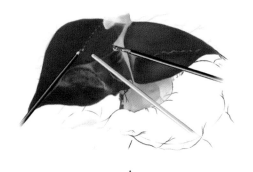

A

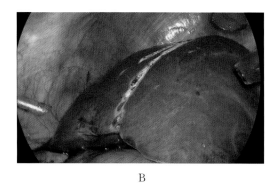

B

图 5‐3‐8　标记肝脏缺血线,确定断肝平面

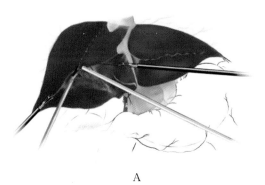

A

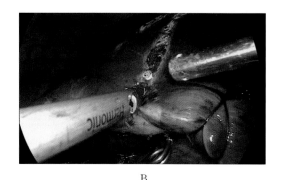

B

图 5‐3‐9　留置肝实质牵引线

9. 离断肝实质(图 5‐3‐10)

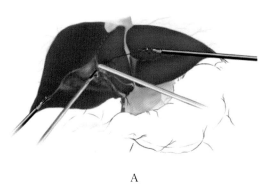

A

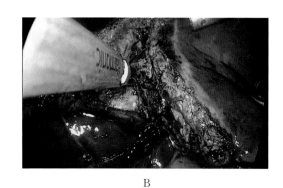

B

图 5‐3‐10　离断肝实质

（1）助手右手牵拉肝脏牵引线,左手持吸引器以保持创面清洁。

（2）术者左手牵拉预切线右侧肝脏,右手持超声刀于预切线处肝缘由浅入深,自前向后离断肝实质。遇到管道结构,术者可用可吸收夹夹闭后用超声刀离断。较大管道如肝中静脉的V段支,必要时需以直角钳或者金手指从背侧游离完全显露,避免撕裂或者超声刀误断造成大出血。

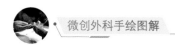

10. 离断右侧第一肝门(图 5 - 3 - 11)

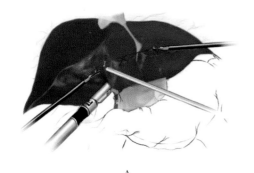
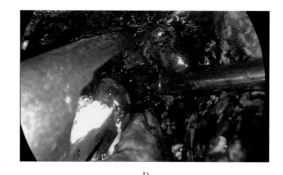

A   B

图 5 - 3 - 11　离断右侧第一肝门

（1）助手右手牵拉肝脏牵引线，左手操作吸引器保持创面清洁。

（2）术者离断肝脏实质至第一肝门胆管周围的肝门板结构，以切割闭合器离断右侧第一肝门。

11. 游离肝后下腔静脉前间隙(图 5 - 3 - 12)

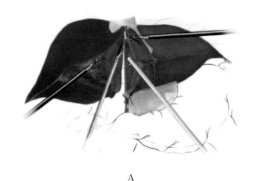
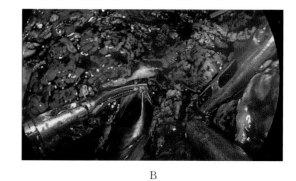

A   B

图 5 - 3 - 12　游离肝后下腔静脉前间隙

（1）助手右手挡开保留侧肝脏，左手持吸引器以保持创面清洁。

（2）术者分离肝实质至显露肝后下腔静脉，沿下腔静脉前间隙由足侧至头侧继续离断剩余肝实质，遇到肝短静脉以钛夹或 Hem - o - lock 夹夹闭后离断，直至第二肝门水平。

12. 处理肝中静脉Ⅷ段支(图 5 - 3 - 13)

（1）助手右手挡开保留侧肝脏，左手持吸引器以保持创面清洁。

（2）术者离断右侧第一肝门的管道结构后，继续向头侧离断剩余肝脏实质，达到肝中静脉Ⅷ段分支。用金手指从肝中静脉Ⅷ段支背侧穿过肝实质并掏出，穿过丝线予以结扎后离断。

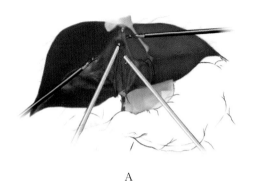

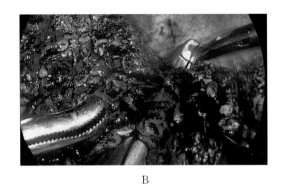

A   B

图 5 - 3 - 13   处理肝中静脉Ⅷ段支

13. 离断肝右静脉（**图 5 - 3 - 14**）   辨认肝右静脉，予以充分游离后，以丝线悬吊，助手右手使用切割闭合器离断肝右静脉。

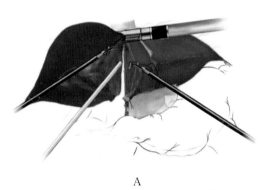

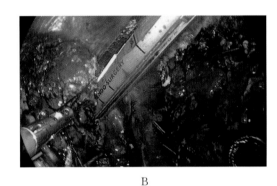

A   B

图 5 - 3 - 14   离断肝右静脉

14. 放置引流管（**图 5 - 3 - 15**）   切除后的标本装入大小合适的标本袋取出，检查肝断面有无出血及胆瘘，必要时用"4 - 0"可吸收线缝合。反复冲洗腹腔，确认无误后，肝断面可放置止血材料，最后在肝断面放置引流管，术毕。

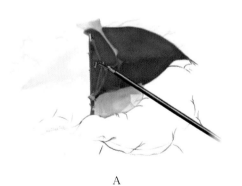

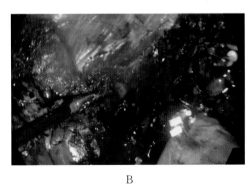

A   B

图 5 - 3 - 15   创面检查

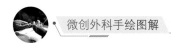

三 技巧总结

（1）手术技术不熟练或者术中预计可能出血较多时，可预置肝门阻断带（导尿管）或者肝门阻断钳备用。

（2）标记缺血线时，根据缺血线以及腔镜超声判断的肝中静脉在肝表面投影确定经缺血线断肝后平面的角度，以保证肝中静脉得到保留。

（3）离断右侧肝蒂时，需注意以右侧肝蒂上的结扎线为标记，避免过于靠近左侧离断，导致误伤左侧肝蒂。

（4）右侧肝蒂离断也可采用 Gillision 鞘内法，即分别游离切断右肝动脉和门静脉右支，右侧胆管可最后采用切割闭合器离断。

（5）在分离第二肝门过程中，肝静脉容易被撕裂造成难以控制的大出血，并且撕裂后很可能造成气栓，引起严重并发症，因此金手指游离显露肝右静脉时应轻柔操作，切忌暴力分离。

（6）术中离断肝右静脉时最好利用悬吊带，将管道结构悬吊后再插入切割闭合器，并且一定要看到钉仓的末端及保留侧，避免出血及预保留侧管道的损伤。

（7）肝周韧带可于断肝后再行充分游离，即原位肝切除法。

（8）对于肝断面，可采用双极电凝或氩气刀喷凝止血。对于细小血管和胆管可采用电凝封闭。经过反复电凝止血后出血仍未停止，应仔细观察创面，寻找出血点，进行缝扎止血。

（王祥宇　　陈进宏）

【视频 5 - 3
右半肝】

第四节
腹腔镜肝尾状叶切除术

一 术前准备

1. 体位及器械摆放（图 5 - 4 - 1A）

（1）平卧分腿位，头高脚低（15°～30°）。

（2）显示器位于头侧（如有多个显示器可置于头端两侧）。

（3）术者位于患者右侧，助手位于左侧，扶镜手位于两腿之间。

（4）器械护士位于术者左后方，能量平台位于助手后方。

2. 穿刺位置（图 5 - 4 - 1B）

（1）脐下弧形切口置入 10 mm 穿刺套管作为腹腔镜观测孔。

（2）右侧腋前线、肋缘下置入 5 mm 穿刺套管（可用于术后留置引流）。

（3）右侧锁骨中线脐上 1～2 指置入 12 mm 穿刺套管（作为主操作孔）。

（4）左侧腋前线、肋缘下偏内侧置入 5 mm 穿刺套管。

（5）左侧锁骨中线脐上 1～2 指置入 5 mm 穿刺套管。

（6）5 个穿刺套管呈"U"字形分布。

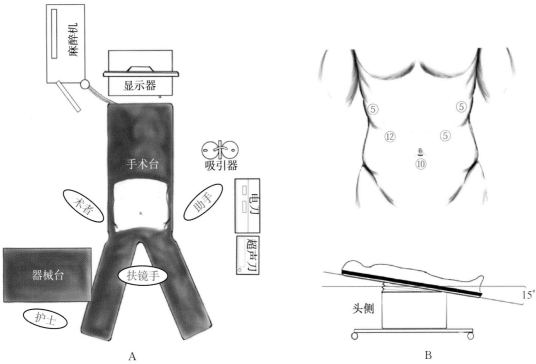

A

B

图 5 - 4 - 1 术者站位、患者体位及穿刺套管布局

（7）根据患者体形调整穿刺套管的位置,注意保持各穿刺套管的间距。

二 手术步骤

1. 显露尾状叶(图 5 - 4 - 2)

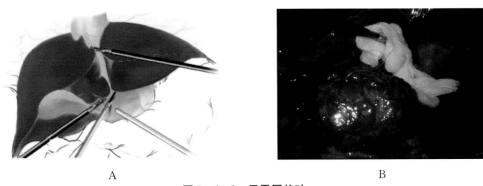

A

B

图 5 - 4 - 2 显露尾状叶

（1）术者抓钳配合超声刀,切开肝胃韧带并暴露肝尾状叶表面,注意避开胃小弯血管;确定尾状叶病灶的大小及范围。同时助手可利用吸引器与抓钳配合术者展开肝胃韧带或向上掀顶肝左外叶暴露视野。

（2）对于左外叶较大且尾状叶暴露困难的病例,助手可利用腔镜纱布协助肝左外叶掀

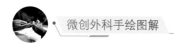

顶,或自腹壁进针贯穿缝合肝脏进行悬吊以帮助暴露视野。

2. 置肝门阻断带(图 5-4-3)

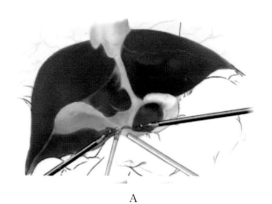
A

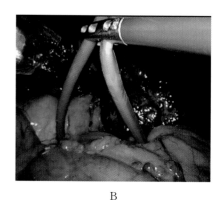
B

图 5-4-3　置肝门阻断带

(1) 助手用抓钳牵拉肝圆韧带,掀起肝脏,暴露肝门操作视野。

(2) 术者双手配合将 8～10 号红色导尿管(阻断带)绕肝十二指肠韧带一周,以 Hem-o-lock 夹固定;待正式阻断肝门时再收紧阻断带并用 Hem-o-lock 夹固定。若需放松肝门阻断可用超声刀离断 Hem-o-lock 夹即可。

3. 肝门尾状叶支的处理(图 5-4-4、图 5-4-5)

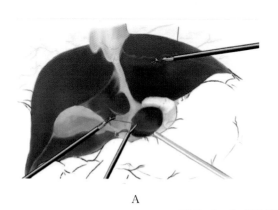
A

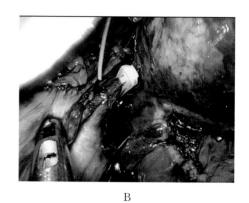
B

图 5-4-4　肝门尾状叶支的处理 1

(1) 仔细辨认肝门至尾状叶的管道,包括门静脉及肝动脉分支和引流胆管支,分离钳或直角钳仔细解剖,于肝门方向带线并结扎。在分离管道过程中注意操作轻柔,保持适中张力,勿造成管道撕裂。

(2) 术者轻提结扎线向肝门方向牵引,于管道的肝门及尾状叶两侧分别置 Hem-o-lock 夹或钛夹夹闭管道;必要时可双重夹闭。锐性离断已夹闭的管道。逐步深入,遇管道逐一结扎、夹闭、离断,直至将尾状叶与肝门充分游离。

(3) 助手可用吸引器配合术者清理术野、掀顶左外叶,协助暴露。

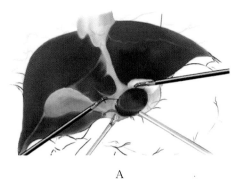
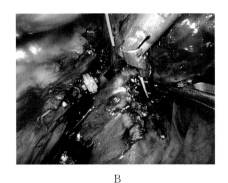

A   B

图 5-4-5 肝门尾状叶支的处理 2

4. 肝短静脉的处理及尾状叶的离断(图 5-4-6、图 5-4-7)

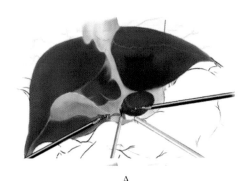
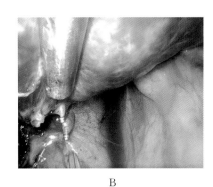

A   B

图 5-4-6 离断肝短静脉及尾状叶 1

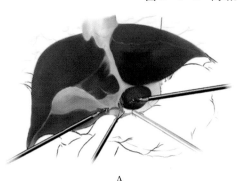
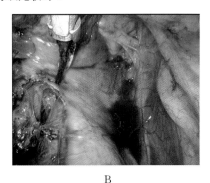

A   B

图 5-4-7 离断肝短静脉及尾状叶 2

(1) 助手向上掀顶尾状叶以协助暴露肝短静脉,同时操作吸引器以维持术野清洁。

(2) 术者抓取肝门阻断带将肝十二指肠韧带向右侧牵引,超声刀小心解剖尾状叶与下腔静脉相连的致密结缔组织。

(3) 术者分离钳或直角钳仔细解剖肝短静脉,Hem-o-lock 夹或钛夹于肝短静脉两侧双重夹闭后锐性离断肝短静脉。

(4) 超声刀沿下腔静脉表面离断尾状叶峡部肝实质,遇管道以类似方法双重夹闭并离断。

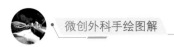
5. 切除尾状叶与取出标本（图 5 - 4 - 8）

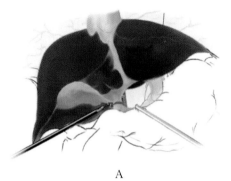
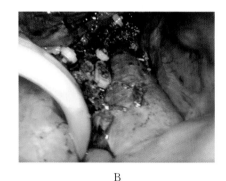

A　　　　　　　　　　　　　　　　　B

图 5 - 4 - 8　创面检查

（1）交替进行肝短静脉与尾状叶肝实质的离断，沿腔静脉前方向头侧逐步进行，直至完全切除尾状叶。

（2）标本装袋，延长脐下切口将其取出。

（3）确认术野无活动性出血后，经肝十二指肠韧带后置 1 根引流管，关闭各腹壁穿刺孔。

三 技巧总结

（1）腹腔镜肝尾状叶切除术的独特视角及操作空间为肝动脉和门静脉的尾状叶分支及肝短静脉的处理赋予了有别于传统开放手术的特征及优势。

（2）腔镜尾状叶手术的独特入路及视野，节省了开放手术中肝圆韧带的离断和肝左叶的游离步骤。

（3）尾状叶源自肝门的管道及肝短静脉变异较大，极易被损伤导致大出血，术中需小心操作，术者或助手牵引尾状叶时需保持张力适当，以既保证待处理管道的充分暴露，又避免因张力过大所致撕裂出血。

（4）术中助手负责最佳术野的暴露，包括向上掀顶左外叶，可配合贯穿缝合肝脏悬吊的方式。注意勿因器械使用不当所致肝脏的损伤出血，尤其在合并肝硬化的患者中，建议合理利用腔镜纱布协助暴露。

（5）肝门阻断并非必须，阻断肝门对于肝短静脉出血的预防控制较差，关键在于管道的辨认和保护。肝门阻断带另一重要功能在于肝门牵引，宜灵活应用。

（6）尾状叶由于解剖位置特殊，如肝短静脉破裂等导致的术中出血往往量大且迅猛，术者若判断腔镜下止血困难，宜及时中转开腹，切勿反复尝试导致出血加重。

【视频 5 - 4

（杨璐宇　陆　录）　　尾状叶】

第 五 节
腹腔镜下左外叶活体供肝获取术

一 术前准备

1. 体位及器械摆放(图 5 - 5 - 1A)

(1) 平卧分腿位,头高脚低(15°~30°)。

(2) 显示器位于头侧(如有多个显示器可分置于头端两侧)。

(3) 术者位于患者右侧,助手位于左侧,扶镜手位于两腿之间。

(4) 器械护士位于术者左后方,能量平台位于助手后方。

2. 站位及穿刺位置(图 5 - 5 - 1B)

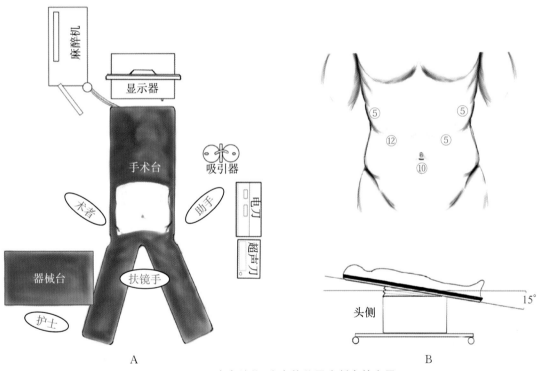

图 5 - 5 - 1 术者站位、患者体位及穿刺套管布局

(1) 脐下弧形切口置入 10 mm 穿刺套管作为腹腔镜观测孔。

(2) 右侧腋前线、肋缘下置入 5 mm 穿刺套管(可用于术后留置引流)。

(3) 右侧锁骨中线脐上 1~2 指置入 12 mm 穿刺套管(作为主操作孔)。

(4) 左侧腋前线、肋缘下偏内侧置入 5 mm 穿刺套管。

(5) 左侧锁骨中线脐上 1~2 指置入 5 mm 穿刺套管。

(6) 根据患者体形调整穿刺套管的位置,注意保持各穿刺套管的间距。

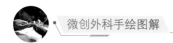

手术步骤

1. 解剖第一肝门,悬吊左肝动脉(图5-5-2)

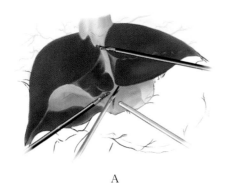
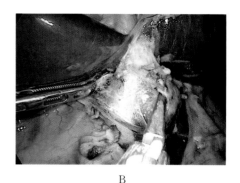

A   B

图5-5-2 解剖第一肝门

(1) 助手右手提起肝圆韧带,左手持吸引器以保持创面清洁。

(2) 术者左手挡开肝脏及胆囊,右手持超声刀沿肝十二指肠左侧解剖左肝动脉,游离充分后以悬吊带悬吊。

2. 分离左肝门静脉(图5-5-3)

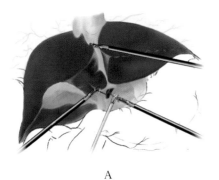
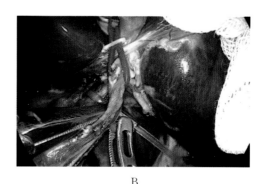

A   B

图5-5-3 解剖肝左动脉、门静脉左支

(1) 助手右手提起肝圆韧带,左手适度牵拉左肝动脉悬吊带。

(2) 术者左手挡开肝脏及胆囊,右手利用超声刀、分离钳、直脚钳等解剖游离门静脉左支,以蓝色悬吊带悬吊。

(3) 如门静脉左右分叉较高,可离断门静脉左支的尾状叶分支,以保证移植物门静脉长度。

3. 离断肝圆韧带及镰状韧带(图5-5-4)

(1) 助手左手下拉离断的肝脏侧肝圆韧带,右手持吸引器以保持创面清洁。

(2) 术者左手上提离断的膈面镰状韧带,与助手所持形成张力,右手以超声刀离断镰状韧带。

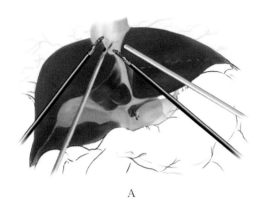
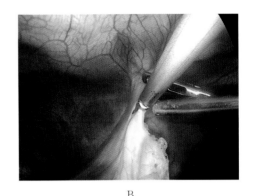

A　　　　　　　　　　　　　　　　　　　B

图 5-5-4　离断肝圆韧带及镰状韧带

4. 离断左侧冠状韧带及左三角韧带（图 5-5-5）

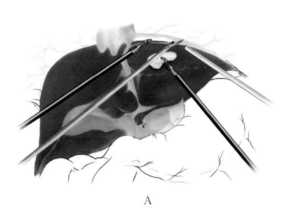
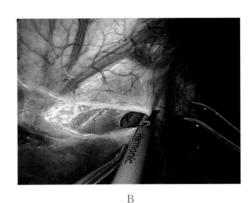

A　　　　　　　　　　　　　　　　　　　B

图 5-5-5　离断左侧冠状韧带

（1）助手左手使用腔镜纱布下压左外叶，右手持吸引器以保持创面清洁。

（2）术者左手上提离断的膈面冠状韧带，与助手所持形成张力，右手超声刀离断左侧冠状韧带及三角韧带。

5. 解剖第二肝门（图 5-5-6）

（1）贴肝脏侧游离肝胃韧带，助手左手持腔镜纱布、右手持吸引器，协助向右侧翻起肝左外叶。

（2）术者左手帮助保持左外叶右翻位，右手持金手指全方位游离显露肝左静脉根部，预置血管彩带。

6. 标记肝脏预切线（图 5-5-7）　肝左静脉根部稍右侧起始，沿镰状韧带及肝圆韧带右侧 1~2 cm 电凝钩标记预切线。

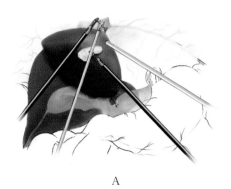
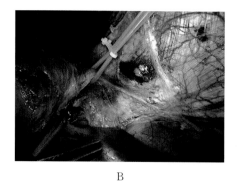

A   B

图 5-5-6 解剖第二肝门

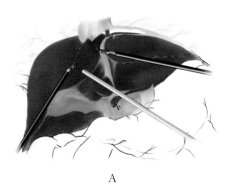
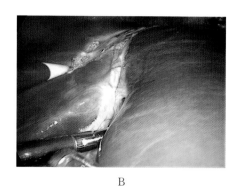

A   B

图 5-5-7 标记肝脏预切线

7. 离断肝实质(图5-5-8)

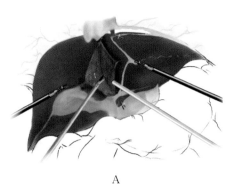
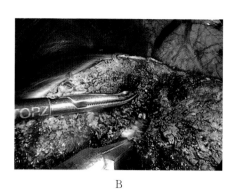

A   B

图 5-5-8 离断肝实质

(1) 助手右手向左上、向左牵拉肝圆韧带,左手持吸引器以保持创面清洁。

(2) 术者左手牵拉预切线右侧肝脏,右手持超声刀于预切线处肝缘由浅入深,自尾侧向头侧离断肝实质。对于直径>3 mm的脉管,采用钛夹或 Hem-o-lock 夹夹闭远、近端后再予离断。

8. 解剖左肝管(图5-5-9)

(1) 助手右手向左上牵拉肝圆韧带,右手持吸引器以保持创面清洁。

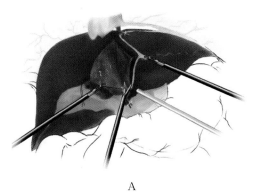

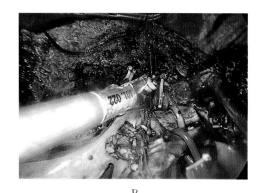

A

B

图 5-5-9　解剖左肝管

（2）术者左手牵拉预切线右侧肝脏,右手持超声刀分离肝实质,接近肝 Glisson 鞘时,降低肝门板,辨认左右胆管分叉处;钝性分离左肝管后用丝线悬吊,距左右分叉 3～5 mm 处,丝线结扎并以 Hem-o-lock 夹夹闭左肝管,以剪刀离断。

9. 绕肝提拉悬吊残余肝实质（图 5-5-10）

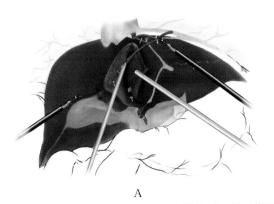

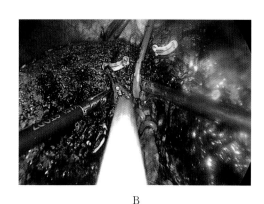

A

B

图 5-5-10　绕肝提拉悬吊残余肝实质

（1）助手右手帮助术者放置 8～10 号导尿管,左手持吸引器以保持术野清晰。

（2）术者左手牵拉预切线右侧肝脏或与助手共同翻起左外叶,右手持导尿管将其一端置入肝左静脉根部右侧,另一端于门静脉左支后方穿出,两端包绕未离断的肝实质,以 Hem-o-lock 夹向左上牵拉左外叶。

10. 标本袋装肝左外叶（图 5-5-11）

（1）助手右手牵拉预留置的导尿管,左手持吸引器以保持术野清晰。

（2）术者根据绕肝提拉牵引平面,进一步彻底离断剩余肝实质(小心肝中静脉的属支),将大部离断的肝左外叶套入预置的标本袋。

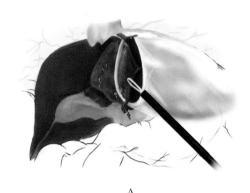
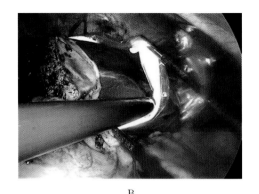

A   B

图 5 - 5 - 11　标本袋装肝左外叶

11. 离断左肝动脉（图 5 - 5 - 12）

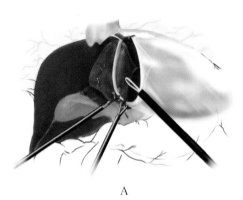
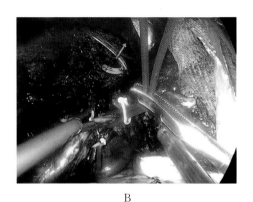

A   B

图 5 - 5 - 12　离断左肝动脉

（1）助手保持标本袋位置,避免肝脏标本滑出。

（2）全身肝素化后,术者左手提起左肝动脉预置彩带,右手持 Hem - o - lock 夹双重夹闭左肝动脉后远端,以剪刀离断。

12. 离断门静脉左支（图 5 - 5 - 13）

（1）助手保持标本袋位置,避免肝脏标本滑出。

（2）术者左手提起门静脉左支预置彩带,右手持 Hem - o - lock 夹双重夹闭门静脉左支后远端,以剪刀离断。

13. 离断肝左静脉（图 5 - 5 - 14）

（1）助手左手保持标本袋位置,避免肝脏标本滑出;右手提拉肝左静脉预置彩带。

（2）术者左手挡开保留侧肝组织,右手持 Hem - o - lock 夹三重夹闭肝左静脉根部后,远端以剪刀离断。

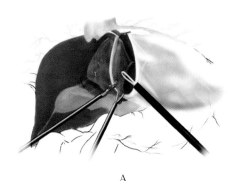
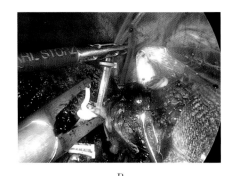

A　　　　　　　　　　　　　B

图 5 - 5 - 13　离断门静脉左支

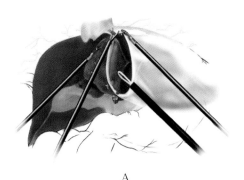
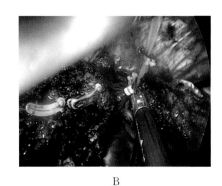

A　　　　　　　　　　　　　B

图 5 - 5 - 14　离断肝左静脉

14. 取出肝左外叶标本(图 5 - 5 - 15) 　离断左肝动脉前,可预先在下腹部另作横切口,分离至腹直肌后鞘。离断肝左静脉后,迅速打开下腹部切口,取出肝左外叶标本,减少热缺血时间(一般控制在 3～5 min)。因切口位于下腹部,且隐藏在横行的腹纹中,具有较好的美容效果。此时可给予鱼精蛋白去肝素化。

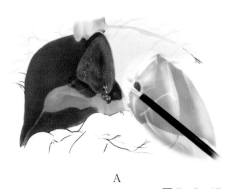
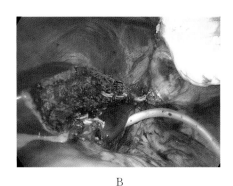

A　　　　　　　　　　　　　B

图 5 - 5 - 15　取出标本、检查创面

技巧总结

(1) 手术技术不熟练或者术中预计可能出血较多时,可预置肝门阻断带(导尿管)或者

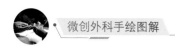

肝门阻断钳备用。

（2）解剖游离第一肝门时，先动脉后静脉，避免暴力分离。游离左肝动脉后可先放置悬吊带，牵拉左肝动脉更便于游离门静脉左支。

（3）切忌用抓钳或分离钳直接钳夹左肝动脉或门静脉，以免造成移植物管道受损；必要时可钳夹管道周围结缔组织，以维持一定张力，有利于游离。

（4）离断左侧冠状韧带时适当分离肝左静脉右侧组织，为后续暴露肝左静脉根部做准备。

（5）金手指游离显露肝左静脉时，切忌暴力分离，必要时与直脚钳、超声刀等器械配合游离。若分离困难，肝静脉也可在离断肝实质后再行暴露。

（6）离断肝实质过程中，时刻注意按预切线走行往左上方逐渐离断，避免切面左右偏离过多、进而增加损伤的概率。由于距肝脏表面1 cm范围内的肝实质内无大的脉管结构，可一次性离断较多肝实质。离断至肝脏深部后则需小心，一次性离断肝实质不宜过多。对于直径≤3 mm的脉管结构可以直接凝固切断，对于直径＞3 mm的脉管应用钛夹或Hem－o－lock夹夹闭后予以切断。

（7）离断左肝管时，在保证保留侧残端不会形成胆瘘的基础上，胆管断面尽可能只形成一个出口，以便后续移植时的胆管处理更为简便。

（8）导尿管预置包绕近第二肝门处残余肝实质的主要目的是避免超声刀行进过程中切面的偏离，进而发生损伤肝静脉根部甚至下腔静脉的可能；同时节约手术时间，较好地控制出血。

（9）在离断肝动、静脉前，预先做好标本取出的下腹部切口（非常关键），有助于节省时间，避免热缺血时间过长，影响移植物的存活。

（10）肝切除术后肝脏断面处理的目的是止血和防止胆瘘。可采用双极电凝或氩气刀喷凝止血。对于细小血管和胆管可采用电凝封闭。经过反复电凝止血后出血仍未停止，应仔细观察创面，寻找出血点，进行缝扎止血。如脉管直径＞3 mm，需用钛夹或Hem－o－lock夹妥善夹闭。肝脏断面处理完毕后需用生理盐水冲洗，确认无出血和胆瘘，或局部使用止血材料。一般肝脏断面下需放置1～2根橡皮引流管。

【视频5－5
活体左半肝】

（王超群　陈进宏）

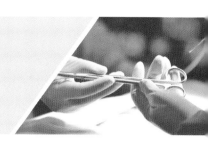

第六章
腹腔镜下胰腺手术

第一节
腹腔镜胰体尾联合脾脏切除术

■ 术前准备

1. 体位及器械摆放(图 6-1-1A) 患者仰卧位,头高脚低(轻度抬高)。术者位于患者右侧,扶镜手位于患者两腿间,助手位于患者左侧。

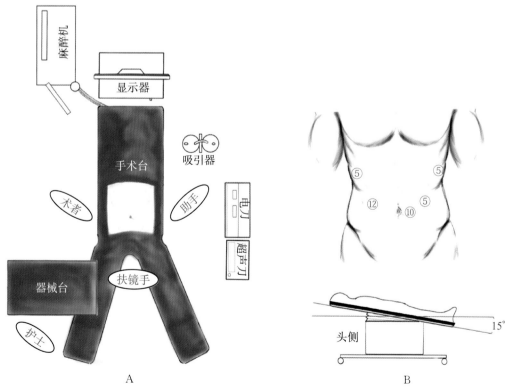

图 6-1-1 术者站位、患者体位及穿刺套管布局

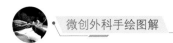

2. 气腹建立及套管分布（图 6-1-1B）　于脐下做弧形小切口,气腹针穿刺建立气腹,气腹压力 12～15 mmHg。改用 10 mm 套管穿刺,插入 30°腹腔镜。腹腔镜明视下于左、右腋前线肋缘下 2 cm 处分别置 5 mm 穿刺套管各一个作牵引孔。右侧腹直肌外缘脐上 2 cm 水平置 12 mm 穿刺套管作主操作孔,其左侧对应位置再置一个 5 mm 穿刺套管作牵引孔,5 个套管呈"V"字形分布。

二 手术步骤

1. 腹腔探查　明确是否有腹膜转移、脏器表面转移灶。

2. 显露胰腺（图 6-1-2）

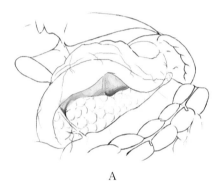
A
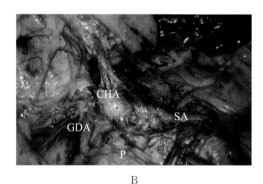
B

图 6-1-2　显露胰尾

CHA:肝总动脉;GDA:胃十二指肠动脉;P:胰腺;SA:脾动脉

（1）使用超声刀切开胃结肠韧带,进入小网膜囊。

（2）逐步切断左半胃结肠韧带和胃脾韧带（包括胃短血管）。

（3）将胃向上翻起,显露胰体尾部,确定胰体尾病灶的位置、大小及毗邻关系。必要时可用腹腔镜超声扫描胰腺,作胰腺病灶及脾血管定位。

3. 处理脾动脉（图 6-1-3、图 6-1-4）　在胰腺上缘找到脾动脉的起始段,分离后使用血管牵引带牵引后用 Hem-o-lock 夹或可吸收夹夹闭、切断,以减少术中失血,并使脾脏内部分血液回流而达到自身输血。

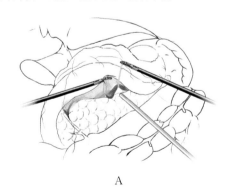
A
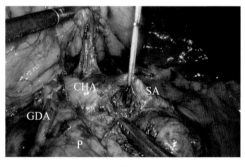
B

图 6-1-3　显露解剖脾动脉

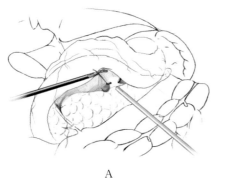

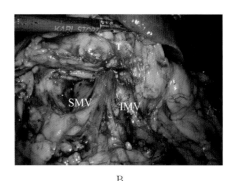

图 6-1-4　离断脾动脉

SMV:肠系膜上静脉；IMV:肠系膜下静脉

4. 游离胰腺（颈部）（图 6-1-5、图 6-1-6）　游离胰腺下缘，显露肠系膜上静脉、脾静脉及门静脉，在门静脉前钝性游离，直至其上下缘贯通后，使用橡胶带提拉悬吊胰腺，避免损伤门静脉。

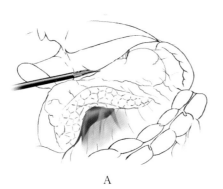

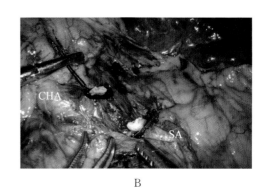

图 6-1-5　解剖显露胰腺下缘

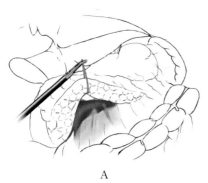

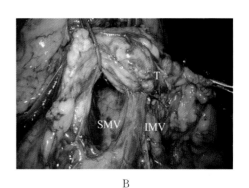

图 6-1-6　悬吊胰腺颈部

T:肿瘤

5. 离断胰腺（图 6-1-7）　于拟定胰腺切线处用内镜直线切割闭合器或超声刀离断胰腺。

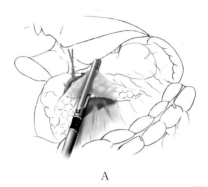

A

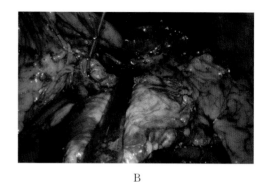

B

图 6 - 1 - 7　离断胰腺
于拟定胰腺切线处用内镜直线切割闭合器离断胰腺

6. 处理脾静脉(**图 6 - 1 - 8**)　　显露脾静脉与门静脉主干,游离脾静脉足够长度后夹闭,或用切割闭合器切断脾静脉。

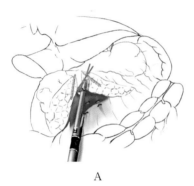

A

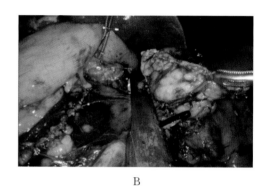

B

图 6 - 1 - 8　离断脾静脉

7. 切除胰体尾及脾脏　　将"去除血供"的胰体尾部和脾脏整块自右向左分离,切断脾膈韧带、脾肾韧带及脾结肠韧带,完全游离胰体尾部和脾脏。

8. 取出标本(**图 6 - 1 - 9**)

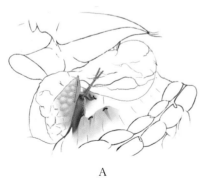

A

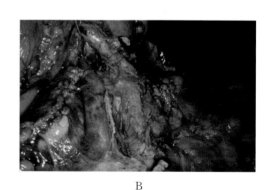

B

图 6 - 1 - 9　创面检查

(1) 标本装袋,将脐下方穿刺孔绕脐扩大成半周切口,取出标本。

（2）肿块及切缘行冷冻切片病理学检查。

（3）冲洗腹腔，检查无活动性出血后，于胰腺残端旁及脾窝处各放置 1 根引流管。

三 技巧总结

腹腔镜胰体尾切除术关键在于处理脾动静脉、分离胰颈后间隙、离断胰颈。对于大部分病例，病灶位于胰腺体部近尾侧或胰腺尾部，我们采用"环绕胰颈、自上而下"的分离顺序：打开大网膜后，先分离胰腺上缘，游离并离断脾动脉；后分离胰腺下缘，游离脾静脉及门静脉，贯通胰颈后隧道，使用内镜切割闭合器离断胰腺；最后离断脾静脉，完整切除胰体尾及脾脏。这种"脾动脉→胰颈→脾静脉"的先后离断处理顺序，称为腹腔镜胰体尾联合脾脏切除术（LDPS）的标准化解剖路径。由于病灶位置不同、肿块大小各异，因此对于其余部分特殊病例需采取个体化的手术策略：①当肿块较大、脾动脉仅能部分显露、脾动脉游离困难时，夹闭脾动脉→断胰→断脾动脉→断脾静脉；②当肿块较大、脾动脉无法显露时，断胰→断脾动脉→断脾静脉；③当脾静脉难以游离、肿块靠近胰颈部时，先断脾动脉切开胰实质显露脾静脉→断胰→断脾静脉；④当肿块位于胰尾部、脾静脉难以游离时，先断脾动脉，然后胰腺和脾静脉一并离断。

（金巍巍 牟一平）

第 二 节
腹腔镜保留脾脏胰体尾切除术

由于脾动脉和脾静脉与胰体尾关系密切，传统的观点认为，切除胰体尾时需联合切除脾脏。近年来，随着对脾脏免疫功能的认识和手术技术的提高，对部分胰体尾良性病变施行保留脾脏的胰体尾切除术。这可以通过保留脾动静脉（Kimura 法），或离断脾动脉而保留胃短血管获得（Warshaw 法）。

一 体位

一般取仰卧位，头高脚低（轻度抬高）；当病变位于胰尾、靠近脾脏时，可采用右侧倾斜30°～45°。术者位于患者右侧，扶镜手位于患者两腿之间，助手位于患者左侧（图 6 - 2 - 1）。

二 气腹建立及套管分布

（1）于脐下做弧形小切口，气腹针穿刺建立气腹，气腹压力 12～15 mmHg。改用 10 mm 套管穿刺，插入 30°腹腔镜。

（2）平卧位者，于左、右腋前线肋缘下 2 cm 处分别置 5 mm 穿刺套管各一个作牵引孔。右侧腹直肌外缘脐上 2 cm 水平置 12 mm 穿刺套管一个作主操作孔，其左侧对应位置再置 1 个 5 mm 穿刺套管作牵引孔，5 个套管呈"V"字形分布。

（3）右侧倾斜 30°～45°者，主操作孔位于左锁骨中线，术者辅助操作孔位于正中线剑突

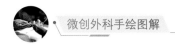

下。助手的 2 个操作孔分别位于左腋前线和腋中线。

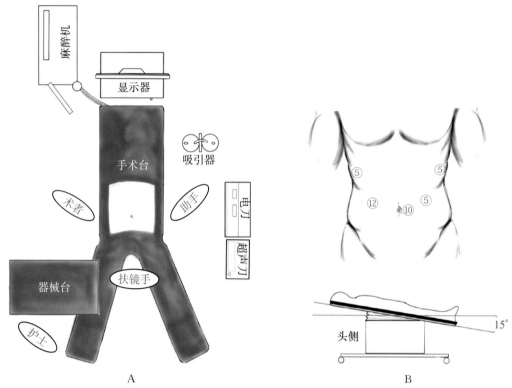

图 6-2-1　术者站位、患者体位及 Trocar 布局

三　手术步骤

1. 保留脾血管的保脾胰体尾切除术（Kimura 法）

（1）腹腔探查：明确是否存在腹膜转移、脏器表面转移。

（2）显露胰腺

1）用超声刀切开胃结肠韧带，进入小网膜囊。

2）逐步切断左半胃结肠韧带，行 Kimura 法时应注意保留胃网膜左血管及胃脾韧带中的胃短血管、胃网膜左血管，以备不时之需（为 Warshaw 法留余地）。

3）将胃向上翻起，显露胰体尾部，确定胰体尾病灶的位置、大小及毗邻关系。必要时可用腹腔镜超声扫描胰腺，作胰腺病灶及脾血管定位。

（3）处理脾动脉（图 6-2-2）

1）在胰腺上缘找到脾动脉的起始段，仔细游离并保护脾动脉，将脾动脉分离一段长度后，放置血管吊带提拉悬吊，以备必要时阻断脾动脉。

2）如分离过程中损伤脾动脉，则应提起血管吊带用钛夹暂时夹闭，争取用"5-0"血管缝线缝合止血。

3）如不能缝合修补止血，可先离断脾动脉，观察脾脏色泽。

4）如脾脏血供佳，亦可考虑保留脾脏（Warshaw法）。

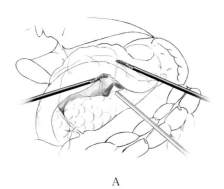
A

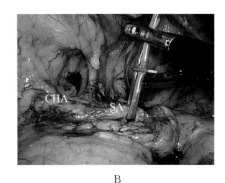
B

图6‑2‑2　处理脾动脉

5）如术中观察到脾脏血供差，应果断行胰体尾联合脾脏切除术。

（4）游离胰腺（颈部）（图6‑2‑3）：游离胰腺下缘，显露肠系膜上静脉、脾静脉及门静脉，在门静脉前钝性游离，直至其上下缘贯通后，使用橡胶带提拉悬吊胰腺，避免损伤门静脉。

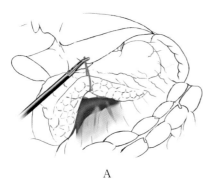
A

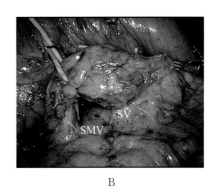
B

图6‑2‑3　游离胰腺颈部
SV:脾静脉

（5）离断胰腺（图6‑2‑4）：于胰腺近端距病灶2cm处用内镜直线切割闭合器（ENDO‑GIA）或超声刀离断胰腺，在保证R_0切除的前提下尽量多保留胰腺实质。

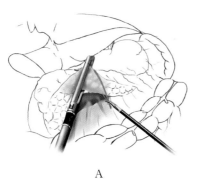
A

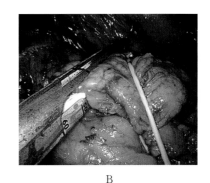
B

图6‑2‑4　离断胰腺

（6）切除胰体尾（游离脾静脉）（图6-2-5）

1）轻轻提起胰腺远端,用超声刀沿脾动、静脉与胰腺之间的疏松组织向左游离,逐步将脾动、静脉从胰腺实质内分离出来。

2）在胰腺与脾静脉间有横行小血管分支,大多用超声刀凝闭即可,遇较粗分支时需用钛夹（或可吸收夹）夹闭,术中尽量保持术野清晰,切忌盲目操作。

3）如分离血管时有明确出血点,应先用分离钳控制出血点,操作吸引器使出血点显露后用钛夹暂时夹闭,必要时在明视下缝合止血。

4）在胰腺实质分离脾动、静脉时出血点不明确,对于少量出血,可先用纱布或止血纱布压迫,待移除标本后再仔细寻找出血点;对出血量大而出血点无法显露、控制或血管严重破裂时,应及时中转开腹手术。

5）对于个别脾动、静脉走行深入胰腺实质的患者,在保留肿瘤完整性的情况下,可考虑先行稍远离脾血管切除胰体尾部,再借鉴淋巴结清扫的方法切除脾血管周围胰腺组织,尽量避免残留胰腺组织,以免引起胰瘘。

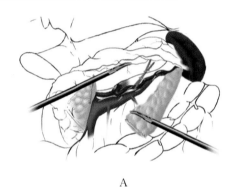
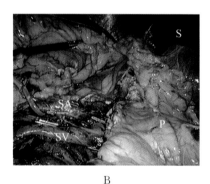

A   B

图6-2-5　切除胰体尾,保留脾脏
S:脾脏

（7）取出标本（图6-2-6）

1）标本装袋,将脐下方穿刺孔绕脐扩大成半周切口,从此处取出标本。

2）肿块及切缘行冷冻切片病理学检查。冲洗腹腔,检查无活动性出血后,于胰腺残端旁放置1根引流管。

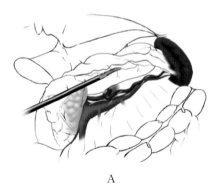
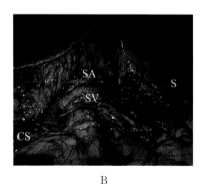

A   B

图6-2-6　创面检查
CS:胰腺残端

2. 离断脾血管保脾胰体尾切除术(Warshaw 法)(图 6-2-7) Warshaw 法保脾胰体尾切除术与 Kimura 法手术操作大致相同。不同之处在于胰腺颈部分离脾动、静脉后予以离断,在脾动、静脉入脾门处再次离断,同时注意保留胃网膜左血管、胃短血管。该手术一般用于保留脾脏胰体尾切除手术时出现血管损伤、出血及肿瘤与血管粘连紧密者。

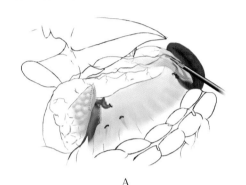
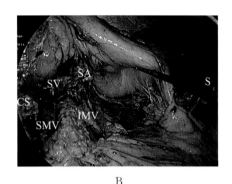

图 6-2-7　胰体尾切除后创面(Warshaw 法)

四 技巧总结

　　腹腔镜保留脾脏胰体尾切除术(LSPDP)中脾动、静脉处理为手术难点所在,应特别注意:①操作必须轻柔。由于镜下操作缺乏直接手感,动作力度因杠杆作用放大易致组织过度牵拉、血管破裂,故动作需轻柔,必要时置入小纱布轻推。②预先显露血管。这样可在血管破裂大出血时控制大血管以减少出血量。③冷静处理出血。脾动、静脉出血,如明确有出血点,先用分离钳控制出血点,操作吸引器显露出血点后用钛夹暂时夹闭,然后在明视下用"5-0"Prolene 线缝合血管破口,再移除钛夹。如出血点不明确,对少量出血,可先纱布压迫,待移除标本后再仔细寻找出血点;对出血量大,出血点无法显露控制的情况,或血管严重破裂,应及时中转开腹手术。④手术团队配合。高精度的腔镜操作需要术者与助手的默契配合,在发生出血时娴熟的配合可及时准确地暴露出血点,为控制出血节约宝贵时间。

(金巍巍　牟一平)

第三节
腹腔镜胰十二指肠切除术

一 术前准备

1. 体位及器械摆放(图 6-3-1A)

　　(1) 患者平卧位,双腿可分开,也可不分开。根据手术需要行头高脚低或左侧偏高/右侧偏高等体位。

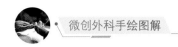

(2) 显示器分别位于患者两侧肩膀处。若只有一台，则位于头侧。显示器高度应根据术者和助手身高进行调节，一般为平视或略向下。

(3) 术者位于患者左侧，助手位于右侧。两腿分开位，扶镜手位于患者两腿间；两腿不分开位，则扶镜手根据手术视野要求位于患者左侧或右侧。

(4) 器械护士位于患者足部，可放置一托盘于患者小腿上方，以便器械传递。超声刀、电刀等能量平台位于助手背侧。气腹机显示器应在术者视野范围内，以便术者随时关注气腹压力。

2. 站位及穿刺位置(图 6 - 3 - 1B)

(1) 腹腔镜胰十二指肠切除术(LPD)的所有器械经套管进入腹腔，套管分布与腹腔镜手术视野和操作流程密切相关。本章将介绍基于单一主操作孔的"五孔法"操作平台手术流程。

(2) 5 个套管呈"V"字形分布。在脐下置入 10 mm 穿刺套管，用于放置腹腔镜；在右侧腋前线肋缘下 2 cm 及平脐腹直肌外缘分别置入 12 mm 及 5 mm 穿刺套管，供术者操作；在左侧腋前线肋缘下 2 cm 及平脐腹直肌外缘各置入 5 mm 穿刺套管，供助手操作。

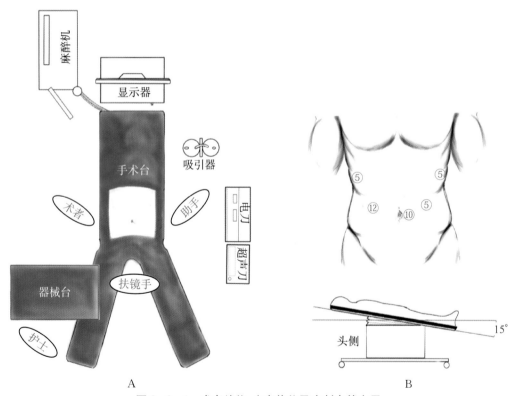

图 6 - 3 - 1 术者站位、患者体位及穿刺套管布局

三 手术步骤

1. 建立气腹

(1) 于脐下先进行罗哌卡因(原液)局部麻醉，切口约 10 mm。

（2）布巾钳提起腹壁，穿刺针置入，连接气腹管。

（3）当气腹达 10～12mmHg，拔除穿刺针，置入 10mm 穿刺套管，连接气腹管。

2. 探查（常规及解剖性探查）

（1）腹腔镜通过脐下穿刺孔置入，进行常规腹腔镜探查，排除肿瘤转移及其他器官疾病。

（2）根据上述穿刺孔分布规则分别置入其他套管。

（3）用超声刀切开胃结肠韧带，暴露胰腺。沿胰腺上缘解剖显露肝总动脉、肝固有动脉、胃十二指肠动脉，清除肝总动脉旁淋巴结，常规送冷冻切片病理学检查。

（4）于血管根部夹闭后离断胃十二指肠动脉，显露门静脉（图 6-3-2）。再在胰腺下缘解剖显露肠系膜上静脉，并尽可能向头端分离，贯通胰后隧道（图 6-3-3），置入吊带。此时明确肿瘤可切除，完成解剖性探查。

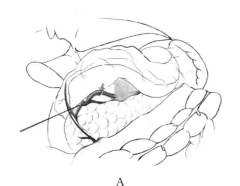
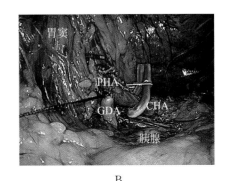

A　　　　　　　　　　　　　　B

图 6-3-2　根部结扎胃十二指肠动脉

PHA:肝固有动脉

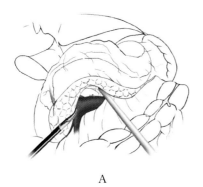
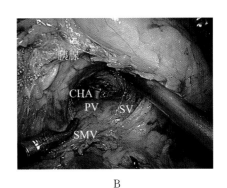

A　　　　　　　　　　　　　　B

图 6-3-3　解剖肠系膜上静脉表面

PV:门静脉

3. 切除胆囊

（1）解剖胆囊三角，夹闭并离断胆囊动脉。

（2）将胆囊从胆囊窝中剥离，夹闭胆囊管，暂不离断。

（3）解剖肝十二指肠韧带，游离胆总管、门静脉及肝动脉，清扫相应淋巴脂肪组织，用血管吊带悬吊。

4. 离断空肠

（1）在离 Treitz 韧带约 15 cm 处用腹腔镜直线切割闭合器（白钉）切断空肠，用超声刀离断近端空肠系膜及十二指肠系膜。

（2）将已离断的近端空肠经肠系膜上血管后方推向右侧。可用小纱布填塞离断的近端空肠，防止其滑出。

5. 离断胃（图 6 - 3 - 4）

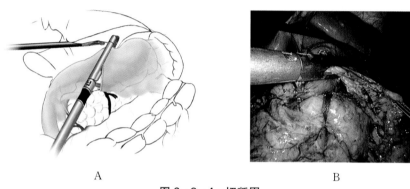

A   B

图 6 - 3 - 4　切断胃

（1）在预离断处分离大网膜及小网膜。

（2）腹腔镜直线切割闭合器（金钉或蓝钉）横断胃窦胃体交界处，切除远端胃（约占整体 1/3）。

6. 离断胰颈（图 6 - 3 - 5）

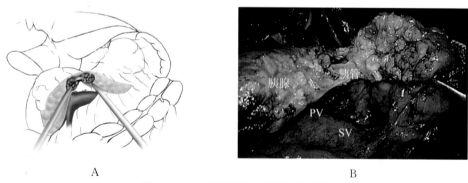

A   B

图 6 - 3 - 5　切断胰腺，解剖辨认胰管

（1）在门静脉左侧胰腺预定离断处，用超声刀逐步切断胰腺，胰腺断面用电凝确切止血。

（2）见到胰管，可使用剪刀离断胰管，以易于胰肠吻合。

（3）遇到汇入门静脉的静脉属支，可用血管夹夹闭或超声刀直接离断。

7. Kocher 切口（图 6 - 3 - 6）

（1）游离十二指肠降部及胰头部，避免损伤下腔静脉、左肾静脉。

（2）将已离断的空肠段从肠系膜血管右侧提出。

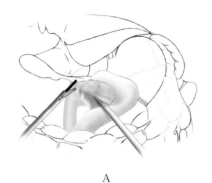

A

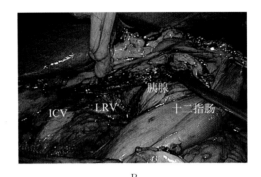

B

图 6‐3‐6　游离十二指肠降部、胰头

8. 离断钩突（图 6‐3‐7）

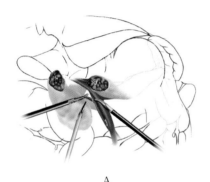

A

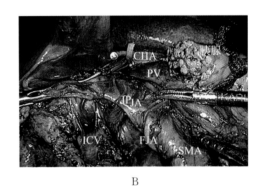

B

图 6‐3‐7　离断胰脉钩突，去除标本

（1）提起已经离断的近端空肠，用超声刀沿肠系膜上动脉鞘右侧完整逐步离断胰腺钩突系膜（全系膜切除）。

（2）对肠系膜上动脉至胰腺钩突的分支（胰十二指肠下动脉）及钩突至门静脉的属支，分别夹闭后离断。

9. 离断胆管（图 6‐3‐8）

（1）在胆囊管与胆总管汇合部上方切断肝总管。

（2）对于胆管偏小者，在确保切缘阴性的情况下，可在胆囊管和肝总管汇合处离断胆管。

10. 取出标本及处理

（1）将标本袋移入腹腔，将标本装袋。

（2）将脐部穿刺孔扩大成绕脐半周切口，经此处取出标本。

（3）标本立即进行剖检，明确肿瘤大小、部位、与胆管和胰管的关系，还要求标记切缘，行冷冻切片病理学检查，确保肝总管、胰颈切缘阴性。

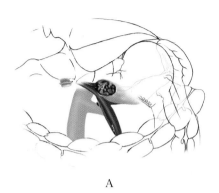

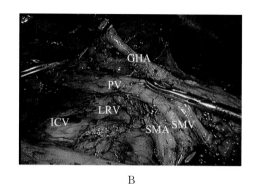

A   B

图 6-3-8　离断胆管

11. 关闭 Treitz 韧带处缺损　用"3-0"VICRYL 可吸收线缝合打开的 Treitz 韧带,关闭系膜。

12. 胰肠吻合(图 6-3-9、图 6-3-10)

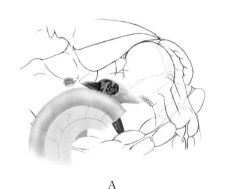

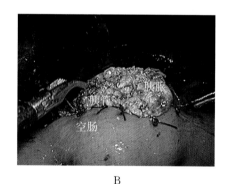

A   B

图 6-3-9　胰肠吻合(后壁)

(1) 在横结肠系膜无血管区作小切口,将远端空肠上提。

(2) 将胰腺残端与空肠浆肌层,在胰腺前后两侧角分别用"3-0" Prolene 36 mm 针进行"U"字形缝合,并预留针线。

(3) 用电刀在胰管对应的空肠对系膜缘打开一个与胰管直径相似的小孔,需确保黏膜层打开,用"4-0"VICRYL 可吸收线或"5-0"可吸收缝线将胰管与空肠进行缝合。

(4) 对于胰管直径 2～5 mm 的患者,只需缝合 4～8 针,先缝时钟 3 点和 9 点方向处,但不打结,可用钛夹夹闭线尾进行区分,再缝合 6 点方向处,并打结,然后缝胰管 12 点方向处,置入胰管支架,并在 6 点方向处用缝线进行固定。

(5) 对胰管直径＞5 mm 者,不必置入支架管,可以连续缝合,也可以间断缝合,根据胰管大小,后壁间断缝合 3～5 针,留线一起打结,同法前壁缝 3～4 针。

(6) 将"U"字形缝合后的针线再次进行胰腺前包膜和用空肠浆肌层缝合,使空肠覆盖整个胰腺残端。

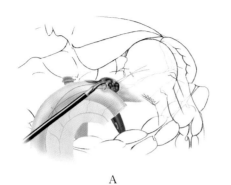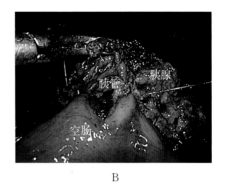

A　　　　　　　　　　　　　　　　　　B

图 6‑3‑10　胰肠吻合（胰管）

13. 胆肠吻合（图 6‑3‑11、图 6‑3‑12）

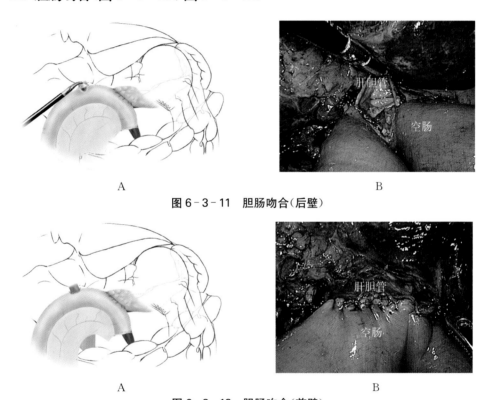

A　　　　　　　　　　　　　　　　　　B

图 6‑3‑11　胆肠吻合（后壁）

A　　　　　　　　　　　　　　　　　　B

图 6‑3‑12　胆肠吻合（前壁）

（1）一般在距胰肠吻合口 10 cm 处行胆肠吻合。

（2）对于直径＜8 mm 的胆管，采用间断缝合；对于直径＞8 mm 的胆管，可采用连续缝合。

（3）将空肠浆膜层与胆管周围组织缝合一针，使两者靠近。

（4）在空肠对系膜缘切开一个与胆管口直径类似的小孔，将胆管‑空肠进行黏膜对黏膜吻合。

（5）再将肠管浆肌层与肝门部组织间断缝合，以减少张力。

14. 胃肠吻合（图 6-3-13、图 6-3-14）

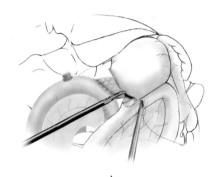
A

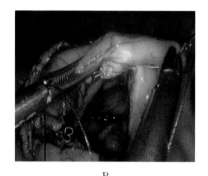
B

图 6-3-13 缝合关闭胃肠吻合共同开口

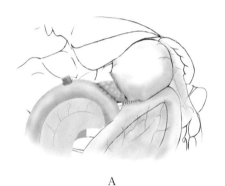
A

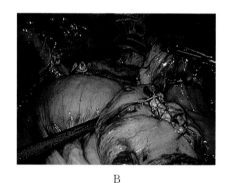
B

图 6-3-14 吻合完成

（1）于横结肠前方将胆肠吻合下方 35～45 mm 处空肠上提，分别在空肠对系膜缘及胃后壁作小切口。

（2）用直线切割闭合器（蓝钉）钉合胃和空肠。

（3）其共同开口用"3-0" VICRYL 可吸收线缝合关闭。

15. 冲洗引流

（1）彻底冲洗腹腔。

（2）检查无活动性出血后，在胰肠吻合口和胆肠吻合口后方各置 1 根 JP 引流管，分别经左、右原腋前线穿刺孔引出。

三 技巧总结

手术操作技巧主要包括：①切除时沿解剖层次分离组织，以减少出血。②缝合时术者对缝线的性质、针型的大小有充分的认识，选择最佳的缝线种类和型号；对入针和出针位置有足够的空间把握能力，能熟练利用反针缝合。

除了基本手术技巧，以下手术经验在腹腔镜胰十二指肠切除术实践中尤为重要。

1. 手术流程 上述手术流程适用于"可切除"胰腺肿瘤，胰后隧道可以贯通。若术前或术中发现胰后隧道难以贯通，应判断为"可能切除"，或称"交界可切除"，应采用易行原则

"Easy First"手术流程。手术时,首先判断肠系膜上静脉远端及肠系膜上动脉是否受侵犯,即进行所谓的动脉入路。其次,离断胰腺时,可以用血管吊带悬吊门静脉、肠系膜上静脉,必要时悬吊脾静脉,可以在切除时控制出血。很多影像学检查提示血管受侵的患者,术中可见肿瘤仅压迫血管,但未侵犯血管。对此类患者,可先钝性分离肿瘤与血管,术中行冷冻切片病理学检查,确定切缘阴性即可。对于需要静脉切除的患者,如需要纵向切除静脉,在切除前可用腔镜下"哈巴狗夹"纵向夹闭静脉,切除后再缝合。若需节段切除静脉,可短时间夹闭肠系膜动脉,以减少肠道淤血。

2. 术中止血 术中一旦发生意外出血,必须立即有效控制。"五孔法"进行腹腔镜胰十二指肠切除术,术者和助手分别使用右侧或左侧的 2 个操作孔,互相配合默契,有利于控制出血。遇到血管出血时,助手先用吸引器压迫止血,再一边吸引、一边用解剖钳提起出血点,术者通过主操作孔置入钛夹或血管夹夹闭血管破口。如肠系膜上静脉、门静脉或一些重要的动脉分支出血,可先用钛夹控制出血,再用"5-0"Prolene 线缝合血管破口,然后移除钛夹。门静脉或脾静脉小分支等撕裂出血时,可先用纱布或止血材料(如速即纱)压迫止血;无效时再用"5-0"Prolene 线缝合止血。对于出血量大而腔镜下控制困难、视野暴露不清的情况,应及时中转开腹手术,以确保安全。

（金巍巍 牟一平）

图书在版编目(CIP)数据

微创外科手绘图解/钦伦秀主编. —上海：复旦大学出版社,2021.10
ISBN 978-7-309-15798-7

Ⅰ.①微… Ⅱ.①钦… Ⅲ.①显微外科学-图解 Ⅳ.①R616.2-64

中国版本图书馆 CIP 数据核字(2021)第 128859 号

微创外科手绘图解
钦伦秀 主编
责任编辑/贺 琦

复旦大学出版社有限公司出版发行
上海市国权路 579 号 邮编：200433
网址：fupnet@ fudanpress.com http://www.fudanpress.com
门市零售：86-21-65102580 团体订购：86-21-65104505
出版部电话：86-21-65642845
上海丽佳制版印刷有限公司

开本 787 × 1092 1/16 印张 10.5 字数 249 千
2021 年 10 月第 1 版第 1 次印刷

ISBN 978-7-309-15798-7/R·1891
定价：188.00 元